理解

·

现实

·

困惑

U0217174

NEUE IRRE
Wir Behandeln Die Falschen

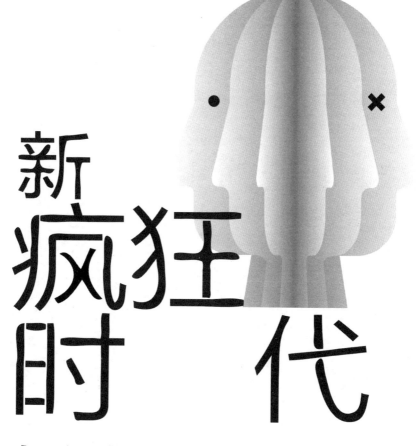

新疯狂时代

如何做一个正常人

Manfred Lütz
[德] 曼弗雷德·卢茨 著
杨梓芩 译

中国纺织出版社有限公司

序言

一般疯狂行为的常态化是令人不安的。这个世界涌现出越来越多的精神失常者：战争煽动者、谎言家、诈骗犯、冷酷无情的自大狂。但吊诡的是，这些精神失常者都无法被治愈，因为他们其实都是正常人，本身没有疾病，也因此更加危险。

十几年前我在书中主要引用了几个人物来描述"危险的疯子"这一现象。今天的世界又涌现了一批新的"疯子"，因此我觉得有必要修订并再版此书。在过去的十几年中，我对医药方面有了进一步的见解。在写作第一本书时，我就很希望能以浅显易懂和带有娱乐性的文字，将精神诊断和精神治疗这两个领域浓缩成 200 页左右的书稿呈现给大众。第一版《疯狂时代》（ Irre ）出版后，一时成为畅销书，它的身影出现在小剧场、电视节目、"抗抑郁联盟"和电影中，甚至在一些公司中也成为受捧对象，因为公司领导希望能更好地帮助员工处理心理健康问题。我还在一些专业性国际会议上介绍了这本书，并对精神疾病作出了相关介绍。

但十几年后的今天，要以一种普遍可理解的方式来向更广泛的受众介绍精神诊断和治疗领域的最新研究成果，势必需要对此书进行修订并重写其中部分章节。初版的《疯狂时代》一书在德国前沿学者中有不错的反响，现在我甚至有更好的机会，可以向德国各领域的研究者征求对修订版《新疯狂时代：如何做一个正常人》的改进建议。在此我想感谢以下几位研究者对此书作出的重要贡献，他们是：痴呆症研究领域专家弗兰克·杰森（Frank Jessen）、精神分裂症领域专家安德烈亚斯·海因茨（Andreas Heinz）、抑郁症领域专家乌尔里克·黑格尔（Ulrich Hegerl）、双相情感障碍领域专家马赛厄斯·伯杰（Mathias Berger）、焦虑症领域专家凯塔琳娜·多姆斯克（Katharina Domschke）、饮食失调症领域专家乌尔里克·佛德豪策（Ulrich Voderholzer）、人格障碍领域专家马丁·博胡斯（Martin Bohus）。

读完此书的读者，应该可以在任何问答节目中对所有精神心理类问题对答如流，而自身有心理问题的读者也能在此书中了解更多相关知识。令人遗憾的是，尽管事实上 1/3 的德国人在其生命中的某个阶段会患有精神疾病，而另外 2/3 的德国人有亲属患有精神疾病，许多人对于精神疾病的认知仍然停留在中世纪。大多数精神疾病是可以治愈的，但又有多少人知道呢？由于大多数人不知道这一点，许多人陷入抑郁症和其他严重的心理疾病长达数月甚至数年，尽管其实可以进行相关治疗。正因如此，此书中对相关精神心理疾病的阐释才显得如此重要。

在我的书《疯狂时代》出版后，我接受了无数记者的采访，并信誓旦旦地对每个人说："你家里也有一个患精神疾病的亲戚！"每个家庭似乎都有下面这些情况：要么有个酗酒的叔叔或是不知道得了什么怪病的古怪阿姨，要么有个患痴呆症的祖父或是患厌食症的侄女。但所有人都觉得他们是唯一遇到这种情况的人。因此，精神疾病一直以来都处在社会阴影层面，没有得到正视。十分不幸的是，这也导致针对此领域的流言、偏见和虚假信息漫天扩散。那些真正需要帮助的患病人群也因此无路求医。对于读过此书的读者来说，这种情况是可以避免的。目前市面上充斥着非常多的知识垃圾，但我努力确保读者能从此书中获得真正有帮助的知识。

本书实际上也能拯救读者于精神病学的泥淖。我曾邀请著有《忧郁指南》（*Anleitung zum Unglücklichsein*）的著名美籍奥地利心理治疗师保罗·瓦茨拉维克（Paul Watzlawick）来开设讲座。他是个极具幽默感的人。在讲座上，他给观众举了个很有启发性的例子。试想，一天上午，您来到精神病院探望某人，想在下午早些时候离开，但问题出现了。因为您正巧赶上医院里的"交接班"时刻。早班护士已经离开，而您不认识任何其他护士。这本来并无大碍，可要命的是没有一个护士认识您。这时候，如果您面带微笑对迎面走来的护士表示"我现在想离开这里"，这位护士必定会面带怀疑地打量您一番，然后冷静地回答道："这里很多人都想离开！"这时您开始不淡定了，放大嗓门并语调激烈地回道："我有重要会面，你必须马上让我出去，这是剥夺人身自由！"护士只会淡然地回应："看来有些人在这里变得相当有攻击性了。"如果您还不罢休、挑衅到底，那么等待您的可真就将是"疯人院"的病床了。那正确的做法是什么呢？瓦茨拉维克的建议是：认栽，并尽可能作出疯子般的表现，比如每两分钟就发出一次尖锐哭声，然后求助于最年轻的助理医师并在之后以最快的速度恢复正常。相信我，这位助理医师一定会确保你顺利出院，以此来彰显他高明的医术。

瓦茨拉维克在他当时的室内短剧表演中总结说："上述方法是成功离开精神病院的唯一方法。"言归正传，精神病学中最重要的问题一直是：我们如何才能摆脱精神疾病？而这也正是我们所努力的方向。

顺便一提，当时我也让那些患病者和他们的亲属代表读了这本书。我时常感觉，要把如此痛苦压抑的精神疾病写成一本富有娱乐性质的书，就像在走钢丝一样，在措辞上要处处当心。但也只有这样才能被当今的社会所接受，毕竟如果无法被大多数人接受，那么书中所有对精神疾病的阐释和启蒙教育都不能起到真正的作用。尽管如此，本书的风趣之处还是被大家津津乐道。《疯狂时代》和它的写作风格得到了当事人的赞赏，我感到十分欣慰。

我的朋友埃卡特·冯·赫希豪森（Eckart von Hirschhausen）是一位喜剧演员兼幽默大师。他用他诙谐的前言吸引了更多的读者，也是他鼓励我在卡巴莱剧场和戏剧舞台上向观众展示"精神心理疾病"这个主题。这些观众实际上只是来消遣的，但同时他们也从中获得了相关的重要知识。

而这也是写作本书的目的。例如，一个通常从来不碰"精神疾病类"书籍的经理，听说这是一本有趣的畅销书，机灵的他马上读了此书并且第一次给他有精神分裂症的表弟拨通了电话，因为他意识到，其实表弟并不像他想象的那样疯狂。《疯狂时代》最后能收获那么多人的关注，主要还是归功于德国电视台和尤尔根·贝克尔（Jürgen Becker）合作拍摄的影片。

修订版的《新疯狂时代：如何做一个正常人》将延续这一令人振奋的发展。新版的书也将证明，精神病学和心理治疗绝不只是严肃认真地分析案例。透过本书，读者会发现，人类其实就像自然界的树木和蜜蜂一样有趣。今天的我们对于正常人的心理状态能有更清晰的认识，但对作为我们同类的精神心理疾病患者的健康状况却所知甚少。根据我的经验，除了少数相当疯狂的特例，我眼中的精神疾病患者比树木和蜜蜂都更有趣和可爱。而其中一些人甚至非常特别，简直可以称得上非同寻常。他们被叫作"病人"，并被贴上离奇、古怪的标签。我在本书中着重讲述了这些精神心理疾病患者的真实现状，他们有过怎样的经历和想法，他们遭受着怎样的痛苦，以及在今天我们能如何帮助他们。

目 录

CONTENTS

第 1 章

我们的问题在于那些正常人

01

我们搞错了治疗对象

作为精神病学家兼心理治疗师，我在观看晚间新闻时，经常被新闻内容惹怒。因为里面充斥着具有攻击性的、冷酷无情的、自负的人，却没有人去约束他们，而是放任自流。没错，这样的人甚至被社会认为是完全正常的。当我想到我在精神病学界整天打交道的人，那些亲切的痴呆症患者、神经衰弱的成瘾者、极度敏感的精神分裂症患者、不安的抑郁症患者和易怒的躁狂症患者，一种糟糕的怀疑情绪逐渐爬上我的心头。我严重怀疑，我们搞错了治疗对象。我们的问题根本不是那些疯癫的人，反而正是那些所谓的"正常人"。

然而，为了证明这一大胆断言，仅仅书写正常人的怪异事迹是不够的，我们必须了解那些被社会视为"疯子"的人。当然，这对普通人来说并非那么容易。在过去，精神病患者被送到位于开阔乡间的某个机构，因为那时人们坚信，新鲜空气对他们有益。但人们发现，将精神病患者与正常的人类环境隔绝后，他们的行为似乎变得更加古怪，于是又很快将他们重新带回城市生活中。

如今的精神病患者都被收治在非常专业的治疗机构中。（普通市民奥托甚至觉得，他得至少有个大学学历，才够格向一个精神病患者询问去火车站的路。）某些心理精神领域的专业人员装腔作势地打造出了专业的精神病治疗中心，这常常使精神病患者对普通人来说显得如此陌生，仿佛他们来自另一个星球。

为此我们可以做些什么呢？我们急需对公众进行心理疾病方面的启蒙教育，对那些非理智的正常人和正常人眼中的疯子行为进行阐释。因此，在本书中，我打算根据目前的科学状况，以普遍可理解的方式向读者介绍各种精神疾病及其常见治疗方法。

可能有人会质疑，真的可以将精神病学和心理治疗的相关内容浓缩成 200 页左右的书稿吗？别去听信那些趾高气扬的论调，他们认为关于精神病学和心理治疗的书只能是厚重且毫无幽默可言的大部头著作。为了安全起见，我让那些曾写过厚重教科书的前沿专家过目了本书，他们认为眼前的内容已完全满足传达知识的要求。最后，我很尊敬的一位肉铺老板也读了这本书，他可是非常注重语言的通俗易懂性的。所以有一点是肯定的：只要读完本书，读者就可以学会如何与一个"精神失常者"交流，最不济也能跟自己进行对话。

顺便提一句，这本书甚至适用于精神病学家的天敌——外科医生。外科医生通常不埋头于书籍，因为书籍不提供新鲜血液，但他们却会满怀热情地阅读指导手册。而本书恰巧可作为一本指导手册，适用于那些不平凡之人和想成为此类人的读者。

出于法律责任原因，我必须事先声明，像往常一样，我以幽默的方式来阐释精神心理疾病这一主题，然而并非所有人都能毫不费力地理解这一写作手法。但是否应该允许以幽默的方式来谈论精神病患者呢？我想答案是肯定的。因为通过幽默，我们可以用一种友爱的方式将生活中的人和事联系起来。

每个人都有利用并享受幽默的权利，这是当年我从"桥与拐杖"（Brücke-Krücke）这一团体中了解到的。35 年前，我在德国波恩加入了该团体，团体中的年轻人，不管是否有精神疾病，都在这里度过他们的闲暇时间。要是我的哪个精神病朋友特别爱搞笑，那他也有权利讲笑话。无论如何，正是那些认为只能在纪念仪式上以严肃关切的表情谈论"我们可怜的精神病患者"的人，将我们的同类在这个装腔作势的社会中边缘化并将他们视为异类。

02

坏事中的好事

幽默大师埃卡特·冯·赫希豪森认为，肝脏的进化有其使命。这不也同样适用于大脑吗？但卡巴莱短剧艺术家尤尔根·贝克尔对此持不同意见。他认为蛔虫的进化比肝脏更先进，因为蛔虫即使没有大脑也能存活。它们作为寄生虫存活在肠道中，能获取到最佳营养，即便没有可吸收的营养也备感舒适，大脑对它们来说完全是多余的。

而我们人类则恰恰相反地完全依赖大脑，如果没有大脑我们将会有数不清的问题。例如，我们会无法正常进食和繁衍，更加享受不到生活的乐趣。因此，我们到哪儿都需要依靠大脑的帮助。但事实却是，如果没有大脑这一奢侈器官，我们也就不会有那么多问题。所以结论是，大脑只能帮我们解决那些由它带来的问题。

正因如此，与动物相比，我们无论如何都是"有缺陷的物种"。哲学家阿诺德·盖伦（Arnold Gehlen）在他的书中如此写道。因此，阿诺德认为人类需要专业性机构来帮助我们消除自身缺陷。毕竟，我们在生命的最初需要被抚育，在生命结束时同样需要被照顾。在这短暂的一生中，我们忙着照料即将到来的一代人和即将离开的一代人。作为人类我们或多或少会带有残缺。纵观整个人类历史，人类依靠智慧的大脑孜孜不倦地发明了各种东西。例如，发明了望远镜来拓展我们的视野，发明了助听器来帮助听力障碍者，发明了汽车来帮助我们更好地出行，发明了衣服来遮盖我们那可笑的光滑躯体。

然而，人类不一定能从这些发明中获益。同动物相比，人类往往倾向于作出古怪行为。例如，生物学家米达斯·德克斯（Midas Dekkers）就指出，运动是桩完全不自然的事情，没有哪种动物会做运动。另外，可能没有其他哺乳动物会像人类这般如此持续性地互相"残杀"，而这并不能归咎于某些四肢发达、头脑简单的愚蠢人类。根据精神病学家托马斯·福克斯（Thomas Fuchs）的说法，随着人类文明程度的提高，相互残杀的倾向甚至会增加。

同时，所有正常人似乎已经共谋决定，在不久的将来以一种非暴力的形式终结人类社会，即通过对气候持久性的破坏。当年轻人大声宣布他们希望在未来能活得更久一些时，仅仅因为他们太过年轻，那些所谓的"正常人"就会跳出来指责年轻人的无知和无能。那些"正常人"认为最好的办法是让那些成功摧毁气候的人以同样的方式来修复一切。这不是疯了吗？不，现在的气候政策恰恰就是这样！目前的形势很严峻，如果真的要面对"地球法庭"，我们的情况将非常不利。我们不得不担心，由于明显的疯狂行为和危害，这种气候政策会让我们所有人都被送入"精神病院"。

如此看来，在这种完全疯狂的人性面前，我们是否应该期待那些被明确贴上"疯子"标签的人将达到无法无天的疯狂程度？然而吊诡的是，事实并非如此。要是哪个精神病患者犯下匪夷所思的罪行，电视台有时会来采访我。而我也总是指出，从统计学上讲，精神病患者比正常人的犯罪率低。因此，我的结论是：警惕那些正常人！为何会有如此奇特的发现？因为精神病患者很少会参与我们正常社会中的那些疯狂行径。相比较而言，作为个体的精神病患者单独的疯狂行为根本无足轻重，甚至有一些精神障碍还可以被视为某种能力出众的表现。撇开偏见，精神障碍患者只是显得不同寻常而已，而也正是因为有精神障碍，他们中的大多数非常温和友善。

然而，大多数精神病患者都因他们的非同寻常而遭受痛苦。医生们也因此对他们进行收治并发明了精神病学，同时也发展出了精神心理治疗方法来帮助减轻患者的痛苦，使他们重新回归正常生活。但行为正常就一定是有益的吗？现代心理治疗师近期发现，把精神障碍仅仅当作必须尽快消除的怪癖来对待，这一做法十分愚蠢。因为很多时候，只要通过一些巧妙的手段，就能将某些问题转化为治疗方案。

心理学家保罗·瓦茨拉维克曾一度发问：坏事中的好事是什么？他就此提出了一种"资源导向型"的心理治疗观点，即比起精神障碍患者身上的许多问题，我们应该多关注他们与众不同的能力。心理学家史蒂夫·德·沙泽（Steve de Shazer）还补充了一种观点：治疗方案不应与患者本身的问题挂钩。他主张将注意力聚焦在患者被隐藏或遗忘的个人能力上。只要患者能重新意识到自己的能力，就能再次发挥它们，这样就足以找到良好有效的治疗方案。

与之相反，完全不需要重新唤醒那些正常人对这方面的意识。他们要么脸皮够厚，要么过着枯燥乏味的好日子，从来没有机会挑战自己的极限。成为正常人可能意味着一种悲惨的命运，也难怪他们会采取一些报复行动，以此来给生活增加些缺乏的刺激感。有时他们干脆表现得像个疯子。正如那一句台词："到哪儿都被认为是疯子，其实非常有用。"

第2章

为何需要治疗，哪些人需要治疗

——关于精神病学和心理治疗的必要性

01

为何要治疗精神疾病

也许还能看到一点希望。过去，人们并没有如此严格地区分疾病和健康。以前的人们知道有癫痫这种病，并认为这是种"神圣"的疾病。因为当癫痫发作时，人们觉得患者能与神灵直接接触。过去的精神病患者也不像今天这样被无情地排除在正常社会之外。他们用自己的特殊性塑造了一个更具想象力的世界。他们用微笑照亮周遭正常的一切，温暖了包括正常人在内的所有人。

难道我们就不能用一个崭新的视角来看待精神疾病吗？这样会使狭隘的社会再次变得开放一些，也好让精神疾病患者不再受那些疯狂又愚蠢的正常人的刁难。事实证明，这样的可能性确实存在。大众也许并没有注意到，精神病学和心理治疗已经发展到了一个阶段，即不再单纯把精神疾病视为一种缺陷，而是某种资源，某种帮助病人自己走出心理危机的特殊力量。试想，如果这种力量能够再次被社会所用，将会有怎样的效果呢？

这肯定需要作出一番解释。因此，在下文中，我试图根据当前的科学研究状况，以通俗易懂的方式向感兴趣的读者介绍整个精神病学和心理治疗领域。但有一点可能办不到，也就是要我像当下正火的荒诞搞笑团体那样造福社会，毕竟他们只会提供"健康有益"

的笑料，不会让人笑到奔赴黄泉。读者们最多能从我这里感受到一点适度的幽默。

一失足成千古恨——当精神科医生犯错时

世界上那么多国家的那么多非同寻常的人，他们都有着奇特的人生经历。难道他们根本不属于非凡之辈，而全都是疯子吗？著名精神病学家库尔特·施耐德（Kurt Schneider）曾将某种形式的幻听视为诊断精神分裂症的"一级症状"，这一点是无可争议的。后来，人们又将命令式幻听归入其中，这也说得通。但我总觉得哪里不对劲儿。所以在深入研究了精神病学的科学基础后，我得出了一个惊人的结论。

德语中的"精神病学"这个词来自希腊语，其意思包括灵魂和医生。医生真正的任务是医治受苦之人，或至少是减轻他们的痛苦。这才是需要医生作出病例诊断的原因。因此，正如亚里士多德认识到的，"诊断"其实是一种非常特殊的知识形式。诊断本身并不像自然科学知识那样直白明了，就其本质而言，诊断是一种有明确目的性的知识形式，而诊断的唯一目的就是对那些受病痛折磨的人进行治疗。

精神疾病患者的痛苦并不仅仅源于困扰他们的特殊负担，他们的痛苦还来自与他人及正常世界的沟通存在严重障碍。有些精神疾病患者完全沉浸在自我封闭的世界中。他们执着地认为，没有任何人能够分享他们的感受。出于深深的无力感，他们回避人群，避免与人接触。在精神病学中，成功的治疗不仅意味着精神障碍被消除或得到缓解，它还涉及一些社会性后果。患者必须从精神障碍中获得解放，再次体验作为一个能自由交流的人的社会存在。简而言之，精神病学的全部任务是，通过各种心理治疗、药物治疗和其他许多方法来达成这一目标。

这清楚地表明，从精神病学角度将受苦于精神障碍的患者和没有遭受任何痛苦的患者混为一谈，是带有危险性的。某些精神分析学家的坏习惯是给没有求医的人作出精神病学诊断，尤其喜欢给他们的同事诊断一番。这实在是对诊断的一大误用。我们必须认识到，对某人作出诊断的前提是他的健康状况堪忧。否则，擅用诊断的后果便是一个被无聊庸常者支配的世界，一个所有人都戴着"正常"面具的社会。在这里，正确的"正常"将一切不同寻常的人和事物铲平。人们擅自滥用精神病学理论，给所有"精神不正常者"套上诊断的枷锁并使他们与世隔绝。于是，那个多姿多彩的世界将一去不复返，换来的将是一个被不良治疗方法所取代的灰色世界。而对那些真正遭受精神病苦痛的人来说，留给他们的时间所剩无几。

这样，今后我便可以更从容地处理与精神病学相关的知识。其实，从现代科学理论的意义来看，科学并不是一种真理学说。而精神病学以诠释学方法为基础，也就是说，它大概只能提供些有用的形象描述。通过这些描述，人们能得出某些结论，来治疗受困于精神病的人。仅此而已。

人间奇葩——论天才与疯狂

精神病学绝对不能误导性地通过诊断来安抚那些怪异之人。在生活中，我们或多或少会有与死亡擦肩而过的经历。一般来说，人们不会凝视死亡的深渊，但这并不意味着这样的人就要被简单归为目光短浅之辈；也有些人，他们总是不停地凝望着死亡的深渊，于是看起来异于常人，但我们也不能简单地认定他们就是精神有问题。

伟大的哲学家弗里德里希·尼采（Friedrich Nietzsche）一生都在围绕人类生存的极限思考和写作，并为此遭受折磨。在这点上，几乎没有哪个人能与他相提并论。一些人热衷于把他的所有思想描绘成一种畸形产物，但尼采并没有精神错乱。只是在他生命的最后，脑部炎症使他备受折磨，他也因此变得有点神志不清。

但他伟大的思想实验一点也不疯狂，反而是他作为无神论者的苦痛一面的最一致的思想表述。并不像人们所想的那样，是这种思想把尼采逼疯了，罪魁祸首是那些存在于他大脑中的小细菌，它们损害了大脑功能。那些嫉贤妒能、心胸狭隘的空想家喜欢谈论这样的神话，即太多的思考会使人发疯。但精神病学上可不存在这种神话。所以精神病学不适合用来化解那些艰涩难懂或危险的思想。少点思考是正确的，太多思考容易出错，但是完全不思考就有问题了。

俗话说，天才和疯子往往相伴而生。但也有例外。那些有过天才之举的人，虽然可能不太正常，但绝对不能把他们和疯子画上等号。相反，他们的神志必须非常清醒，才能成就伟大的事业。诚然，"疯子"有时也能创作出天才般的作品，但大多数都是在他们病症不严重的时候。现在，人们过于夸大渲染精神疾病患者的艺术创作。位于德国海德堡的普林茨霍恩（Prinzhorn）收藏馆[①]一直以来都被看作传奇。然而，一件作品的艺术性并不在于它背后的疯狂行为本身。通常来说，有精神疾病的艺术家都很富有创造力。但这不是得益于精神疾病，而很可能是精神疾病使他们更直接地感受到自身的存在并对其进行进一步探索。

我们应该像对待正常艺术家的作品那样，对精神病患者创作的伟大艺术作品投以同样的关注。因此，对他们的艺术作品进行收藏也很重要，但是必须注意避免任何形式的过度关注。

仅仅因为一个精神病人的涂鸦像毕加索的作品一样让某些才疏学浅的观看者无法理解，就将其视为艺术，这既是对现代艺术的认识不足，也是对创作者缺乏尊重的表现。即便他们患有精神疾病，

---

① 位于德国海德堡的普林茨霍恩收藏馆是一座博物馆，收藏着由精神疾病患者创作的艺术作品。——译者注

也同样值得获取人们真诚的意见。反之，人们曾试图揭露知名艺术家作为精神病患的另一面。如刚才所述，这并不会影响对他们作品的艺术评估。这更多地反映了那些疯狂又愚蠢的"正常人"的嫉妒之心，他们最愿意把不像他们一般没有灵魂的人视为精神病人。比如，萨尔瓦多·达利（Salvador Dali）的奇妙构图、约瑟夫·博伊斯（Joseph Beuys）的奇装异服和安迪·沃霍尔（Andy Warhol）的独特怪癖。这些人虽然称不上是正常人，但他们也绝对没有患精神病。

一个异于常人的人是否身心健康，这究竟有多重要呢？社会习俗对这方面的见解有着深远影响。今天的人们似乎在对待异类时没有前人那么宽容——我们似乎更倾向于将这些异于常人的人看作病态的。但精神病学可不能如此妄断。任何读过约翰·惠津加（Johan Huizinga）所写的《中世纪之秋》（*Herbst des Mittelalters*）的人，都会沉浸在 15 世纪那迷人的色彩画卷中。那是一个属于古怪统治者、吵闹朝臣以及富有活力的人民的时代。那个时期，人们对"常态"的定义要广泛得多，包括各种个性的人和他们的行为举止。

精神病人和他们的医生——精神病学是如何被发明的

当然，即使在那个时代也肯定有精神病人，但精神病在当时并不被承认。毕竟，当时还没有精神病学这一说。因此，精神病人被看作被邪灵附身的怪人或是罪犯，并受到惩罚。一些精神病人被带到年终市集上供人观看消遣，还有些患有精神疾病的人免不了像动物一般被囚禁的命运。

直到很久以后，即 18 世纪末，精神病才被科学界发现。在巴黎医学院的一幅画中，法国精神病学家菲利普·皮内尔（Philippe Pinel）戏剧性地将精神病患者从枷锁中解放出来。那一年是 1793 年，巴黎发生了革命，皮内尔被任命为比塞特精神病院的院长。这一事件后来被想象成现代精神病学的创始神话。但事实是否如此，这样的突破是否在早些年就已经发生，还有待考证。

不管怎样，精神病已得到科学界的承认。在 19 世纪，这门新学科蓬勃发展。威廉·格里希格（Wilhelm Griesinger）认为大脑是所有疾病的根源，所以精神病也是一种大脑疾病。人们开始建立各种治疗护理场所，用来治疗急性疾病和给慢性病患者提供恰当的护理。这在当时是很大的进步。这些收纳病人的诊疗所被迁到远离城市的郊外绿地，因为人们认为新鲜空气和悉心照料对病人有好处。但不可避免地，这导致病人们本就脆弱的社会联系进一步破裂，并在接受治疗的过程中发展出心理障碍。这种现象后来被称为"住院性精神障碍"。具体表现为，病人呆滞地站着，反复作出摇头晃脑的动作和其他奇怪行为。精神病人虽然在这些诊疗所里得到了关照，但新的问题随之产生。

然而必须承认，科学确实取得了许多进步。100 多年前，德国精神病学家埃米尔·克雷佩林（Emil Kraepelin）将精神疾病分为两类：一类是可以治愈的"躁狂抑郁性精神错乱"，这只是阶段性的；另一类是无法治愈的"痴呆症"，用当时精神病学的偏激术语来解释就是指慢性的"过早痴呆"症状。欧根·布莱勒（Eugen Bleuler）[①]后来将其称为"精神分裂症"。在所有纷繁复杂的精神病案例中建立这样一个二分法，可以说是一大进步，诊断结果对于病人及其亲属来说都具有重大意义。

从此，对精神病人的诊断来自对其怪异行为的形象描写，而不是实验室数据或任何测量数值。这为精神病学这门新学科奠定了基础。据说，一位有名的精神病学家只要看一眼诊所里的病人就能断定此人能否被治愈。上文提到的德国精神病学家库尔特·施耐德后来将精神分裂症的显著症状表现定义为"一级症状"。

德国精神病学最终将整个世界的精神病学分为3类：①器质性精神病，由脑器官出血、脑肿瘤或炎症引起；②内源性精神病，即早期经典的精神疾病，为躁狂抑郁症和精神分裂症；③精神形态的变异，即精神变态，包括病态人格变异、神经症、成瘾症和其他在一生中可能形成的病态现象。

由此可以看出，"精神病"一词用来指某种具有真实或隐性器质性原因的精神疾病，而"神经症"则是指某种生活史疾病，即由

---

① 瑞士精神病学家，因在精神分裂症研究方面的成就而闻名，并将精神分析法引入精神病学。——译者注

心理影响引发的精神障碍。根据精神分析的观点，这主要基于儿童初期某些未解决的冲突。

　　然而，其他语言环境下的精神病学则选择了不同的分类方法，如由美国人创立的《精神疾病诊断与统计手册》(*The Diagnostic and Statistical Manual of Mental Disorders*，*DSM*)。因此，要在国际上比较精神病学的研究结果，几乎不可能。所以，由世界卫生组织起草的《国际疾病分类（第 10 版）》(*International Classification of Diseases*，*ICD-10*)也被普遍接受。此版本没有根据病因和预诊将精神病进行细分，而是集中于记录外部特征表现，这些特征在全世界范围内可被相似地描述。

误解——为什么诊断从不代表真相

　　经过上述解释，人们必须清楚认识到，对精神病的诊断和分类在现实中并不存在，所以也就不存在精神分裂症、抑郁症和成瘾症，真正存在的是那些饱受各种病态症状困扰的人。"诊断"这一词的发明，使精神病学家显得更能胜任他们的工作，也就是帮助那些受苦之人。"诊断"暗示了病人所接受的是正确的治疗。所以，在与有精神障碍的人打交道时，我们大可以放心地忘记诊断结果，反正也不存在所谓的"精神分裂症患者""抑郁症患者"或"成瘾症患者"。相反，他们都是非常不同且独特的人。他们暂时或永久地受到某些特殊病症的影响，这种影响的表现非常不同且极具个人色彩。因此，精神病学上的诊断并不代表事实真相，它们至多是对一些病症现象的有用描述，所以在本书中我也会将它们以这种方式呈现。毕竟，我们不应忘记，曾有一段时间，这种精神病诊断在德国被残酷地滥用。那时候它们不再是受苦之人的福音，而被视为真理，致命的真理。用诊断结果来鉴定某人是一种曲解行为。

近几十年来，精神病学理论有了新的变化。不仅如此，在实践领域，精神病患者也从远离城市的精神病院重归社会。许多大型精神病院被关闭，慢性精神病患者现在可以生活在普通的单人公寓或合租公寓。现在通行的方法是，门诊优于日间诊所（病人可回家过夜），日间诊所优于正式住院。这样一来，病人只有在很少有的紧急情况下才去医院。从前的医院病房也被改造成了更正常、友好的环境。同时，一些现代的替代性住院治疗模式也出现了，与传统的医院治疗相比，这种新的治疗模式能保障更稳定的医患关系和更安宁的治疗环境。有的精神病院甚至都没有封闭式病房，完全依靠特殊护理概念来收治那些被强制入院的病人。

过去，许多精神病患者要在医院里待好几年。如今，德国的精神病患者平均住院时间仅为 3 周。严格来说，"住院时间"实际上是个过时的术语，因为患者通常在白天离开病房进行精神治疗，他们也可以外出，与亲戚和朋友保持正常联系。患者住院治疗的时间相对较短，目的是让他们尽可能多地待在自己熟悉的正常社会环境中。与此同时，其周边也配套了行之有效的门诊服务。对患者来说，通往精神治疗帮助的路途越遥远，他们越感到自己的渺小无助，认为必须求助于精神病治疗大师。从治疗层面看，这反而会适得其反。因此，现在德国的每个村庄都有一个专门的精神病诊所，在必要情况下，诊所有义务立即接收其服务范围内的精神病患者，并尽快将他们送到医院接受更好的治疗。

现代精神病学的发展使精神病患者有机会获得多种形式的帮助。这当然值得叫好，但同时也蕴藏着危险。如何判定一个人是否健康？"健康的人"这一概念本来就值得怀疑。世界卫生组织为"健康"做了如下定义：人的身体、精神和社会关系上的百分百舒适状态。这显然促成了不切实际的乌托邦式健康观的形成。很明显，人们根本无法达到这种健康状态，因为每个人身上肯定都有一两个怪癖。有时候，只需一个简单的问题就足以让人感到不安，比如：看您这样笑着，是什么让您感到压抑呢？

德国著名精神病学家克劳斯·多尔纳（Klaus Dörner）曾试图在正规严肃的全国性报纸上找出有多大比例的德国人患精神病并需要接受心理治疗。也就是说，他想知道有多少德国人可能患有焦虑症、恐慌症、饮食失调症、抑郁症、精神分裂症、成瘾症和痴呆症等疾病。通过简单的计算，他发现超过 210% 的德国人患病并需要接受心理治疗。这很好地解释了为什么我们需要外来移民。

最近，科隆一家公共广播电台的编辑给我打电话，想为一个关于"职业倦怠"的节目采访我。当我回答说根本没有"职业倦怠"这回事时，他不确定地问我是否真的是阿列克谢医院的主任医师。事实上，根据世界卫生组织的分类，职业倦怠不是一种疾病，而是一种所谓的"Z类现象"，类似于错误停车。于是这位编辑拿出了他的调查结果，说今天的人们不断地被手机信息、电子邮件等通信打扰，随时都是在线状态。我接着说，在战争中，人们不断受到骚扰，这要糟糕得多。而在19世纪，人们奉行的是12小时工作制，也没有假期。在20世纪，发生了两次世界大战。所以我们还是现实一点吧，真的有所谓的"职业倦怠"吗？当然，工作过度确实会使人生病，所以要对工作条件作出一些调整。但通常来说，失业会造成更大的心理问题。

20年前，我也认为"职业倦怠"这个概念是实际存在的，因为一些抑郁症患者更多地用这个词来表达自己当下的状态。后来，这个词完全变身为一个纯粹的营销术语。它涵盖了真正的抑郁症患者所面临的障碍，但也包括了那些不能算作疾病，而属于正常生活的一部分的心理障碍，最后甚至还包括存在主义危机。比如，当一个女人突然被她的丈夫抛弃时，她肯定非常悲伤，可能比严重的抑郁症患者更感悲伤。但这并不是什么疾病，只是一种面对令人震惊的情况时的健康的情绪反应。

这个例子中的女人需要的不是一个年轻的、完全没有生活经验的心理治疗师，而是她的好朋友。最好这位朋友也曾经历过和她一样的悲伤。当被抛弃的女人觉得天都要塌下来的时候，这位朋友会在晚上打电话安慰她。人们总是觉得我们心理治疗师很有生活经验，但我们又能去哪里获得这些经验呢？

学生时代，我们从来没有在学校操场上玩过，因为我们必须达到录取名额限制的分数线，为此我们必须读很多很厚的书。后来，我们成了精神科医生，和精神障碍患者在简陋狭小的房间里一待就是几十年。我们在那里可收获不了任何生活经验。作为精神科医生，我们擅长的只是治疗精神疾病。但是，多年来媒体对职业倦怠和其他心理障碍的大肆宣传，导致部分急需的精神病治疗名额被错误占用。有些人只是有心理障碍，但称不上患有精神疾病，而这对真正的精神病患者来说会很成问题。为了得到治疗机会，他们不得不忍受漫长的等待时间。直到最近这一情况才有所改善。所以人们在读到一些精神障碍领域的危言耸听的报道时会百感交集。很多时候确实很难分辨，有的人其实很健康，根本没病，他们只是和我们一样，看上去有点奇怪。

精神科医生在私人生活中的表现也值得顺带一提。谁要是下班后还死磕理论知识，到处给人乱下诊断，那他肯定不适合这一行。可以断定，不久后他将一个朋友都不剩。而拥有正常的朋友对精神科医生来说，非常重要。我对这一点有很清晰的认识。当我的上一本书《疯狂时代》出版后，我收到了一位记者的邮件。邮件内容是，他想和我分享一段童年经历，直到今天他才真正理解这段经历。他在邮件中接着写道：

"10 岁时的我是个不守规矩、脾气暴躁的孩子，喜欢独来独往，在学校屡屡碰壁。我母亲对此非常担心，她怀疑我有心理障碍，于是带我去看心理医生（也可能是精神科医生，我不记得了）。我不知道等待我的将会是什么，因此感到非常害怕。当这位医生用深邃的眼神望向我，并问我他是谁时，我完全蒙了。这叫我怎么回答呢？这个问题根本不符合逻辑啊！我突然想到，如果连他本人都不知道自己是谁，那么有精神问题的一定是他，而不是我！这次谈话的其余部分我已忘记了，只记得我昂首挺胸、自信满满地离开了那个地方。母亲后来说，我当年表现出的所有问题都在青春期消失了。所以，我认为每个精神科医生都必须至少有一个足够坦诚的朋友，可以让他清楚地意识到，在哪一方面，他与精神病人的区别仅仅是那件医生的白大褂。"

严肃点说，精神病学的任务是帮助真正的患病者，维护他们的利益，而不是代表社会，来设法消除那些非凡同类制造的麻烦。相反，精神病学应该着眼于如何使精神病患者带着自身的特殊性在社会中更好地生活。因此，这也是对精神病学的自由性的一大考验。它是否能继续抵御来自社会的压力，不将那些异于常人的、有某些精神障碍的人归类为精神病患者。同样地，这也考验了一个社会的自由度，即它是否真的能让所有奇奇怪怪的非主流社会成员自由自在地做自己。这个自由度还体现在是否能包容那些应该收治但不愿意接受治疗的人。只要这些人不作出任何危害自己或他人的事，就理应得到一个自由社会的尊重。

　　然而，如果"患病自由"这一口号最终导致患病人群可能获得的帮助被剥夺，那么需要帮助的患病人群就难免会感到愤世嫉俗。克劳斯·高格（Klaus Gauger）出版了一本可读性很强的书——《我的精神分裂症》（*Meine Schizophrenie*），他在书中坚持认为，如果病人因为妄想症而暂时对自己的情况有错误的认识，则他有权接受强制治疗。因为如果不对他进行治疗，他将错失宝贵的数年光阴。

02

治疗对象有哪些

精神病学的小世界——我和我的大脑

经过上述讨论，我们已经大大缩小了精神病学的可运用范围。实际上，我们在生活中遇到的那些行为怪异的人，他们中只有很少一部分人真正患有精神疾病。

乌云背后的阳光在哪里——在精神病中窥见机遇

如果有人说应该感谢某种疾病，人们当然会感到疑惑。但事实是，即使是严重的精神疾病，也不单单只有悲惨的一面，而是也有积极向上的一面。对于许多早已康复的病人来说，回想起那段患病经历，他们表示这是生命中的一个积极的转折点。他们没有试图美化精神疾病，本来也没有理由这样做，但他们把患病过程纳入自己人生的冒险阶段，从中获得了一些重要领悟。

这可能听起来很俗套，但对任何曾经遭受过突如其来的抑郁症困扰的人来说，他们今后绝对不可能再毫无准备地听任抑郁症的摆布。有过抑郁症经历的人，可能现在的他会怀着更感激的心情去更深刻地拥抱生命中美好的时刻，而在健康的人眼里，这些生命时刻不过是千篇一律的平淡篇章。精神分裂症患者在发作期间会出现幻觉，那些有过同样经历的人都感受到了一种难以超越的生命强度。这当然可以算作一种苦难，但也有人甘愿接纳这种苦难，把它看作对生命的一种丰富。

这正是现代精神病学和心理疗法试图达到的治疗效果。病人们初次接受治疗时，只会看到精神病消极的一面，即精神障碍紊乱、疾病带来的病痛和压力。这时就需要专业治疗师的介入，来改变病人们看待疾病本身的视角，从而促成更有效的治疗解决方案。儿童精神病学家西娅·舍恩费尔德（Thea Schönfelder）说过这样一句感人的话："我与我的患者的区别在于，我比他本人更相信，他可以战胜自身的疾病。"这种更具实用性的观点能唤醒病人过去的一些能力和优势，使之再次得到体现。可惜这些能力在当下被疾病所遮蔽。毕竟，除此之外，病人又能靠什么来解决自身困境呢？很显然，不是靠他们想要拥有的能力，只能是靠他们当下所具备的能力。

精神病学将"无法转换看待事物的视角"这一情况定义为妄想。妄想症患者只会用一种单一的角度来看待整个世界，例如，妄想邻居用摄像头监视他、在路上被汽车跟踪、被高能射线折磨等。任何合理的说辞都无法劝阻他放弃这种想法，尽管他在其他方面的反应相当理性。有时候，精神病学也难逃这一陷阱。精神病学或心理学学派倾向于只从单一角度研究人群，但最近人们开始意识到，能够换位思考，恰恰是一个好的心理治疗师需要具备的能力。一个好的心理治疗师能够设身处地将自己置于不同的人生轨迹中进行思考，也能够从不同的角度看待相同的人生或同样的疾病障碍，从而在疾病之路上为病人打开一扇希望之门。

观念问题——人类与大脑以及生命的演绎

人们可以从生物学角度来解释每一种心理障碍和健康的心理反应。毫无疑问，从生物学上看，每一种思想的产生都伴随着相应的大脑活动过程。当我们兴高采烈时，大脑中的一些神经递质也在上蹿下跳地欢呼雀跃；当我们悲伤时，另外一些化学物质在大脑中被激活。除了思维世界，我们的大脑中还存在着一个分子世界。这时一个老生常谈的问题出现了：究竟是先有鸡还是先有蛋？即究竟是先有大脑活动，还是先有思维？假设大脑的生物活动过程是一切思想的源头，而我们的精神表现只是它的必然结果，那么是否意味着，我们是自己大脑的傀儡？还是反过来说，我们是思维的奴隶，我们的一切心理反应都只是思维活动的外在表现？从严格的科学角度来说，这个问题的答案悬而未定。

不过我们也无须一探究竟。因为无可争议的是，所有的心理过程都可以从生物学的角度来解释。至于这是不是最初且唯一真实的，又或者说是唯一决定性的观点，我们不必太过关注。关键问题是，这种观点在个别情况下是否能起到作用。当然，在所有对大脑损害的解读中，生物学观点是最有用的。如果大脑出现受伤、出血、发炎或受病毒侵害的情况，那么生物器质性观点在对疾病的诊断和治疗上，将具有决定性意义。当然，病人的生平经历、周围人的反馈以及最近发生的一些特殊事件，也会在战胜疾病的过程中发挥作用，但核心观点仍然聚焦于作为身体器官的大脑和其对机体损伤作出反应的方式。即使直到现在，我们还无法用物理术语来对某些精神疾病作出清晰的解释，例如精神分裂症、抑郁症、躁狂症和许多其他疾病，至少我们现在在物理层面上对这些疾病有了更准确的认识，并借此获得了有效的治疗结果。

在所有针对精神障碍的研究中，生物学观点占据中心地位。今天那些所谓的"神经强化物质"饱受争议，但即使是一个健康的人，也免不了受这种生物学层面的操控，进而提高自身的心理能力。顺便说一下，这种生物学现象也是一种遗传。所以，人们也可以从遗传学的角度来看待所有的心理特征。生物学视角理所当然地获得一席之位。人们自然也能从生物学视角看待所有的心理及精神现象，但生物学观点不代表事实真相，它只是具有一定的实用性。

人们同样可以从生活经历的角度来看待所有的心理及精神现象，比如，从最近发生的事件追本溯源，找到某些精神障碍形成的原因。这与生物假说一样站得住脚。而且，病人自己和他们的亲属往往也觉得这样的分析角度值得信赖。抑郁症可以由婚姻危机、职业冲突、与朋友或邻居的争吵而引起；而精神分裂症所导致的妄想可能由欺凌引起；人们甚至可以确凿地断言，由脑损伤引起的精神失常症状，基本上可追溯到最近几周发生在病人身上的事件。就像之前提到过的，这一观点的真实性也永远无法求证。在每种可能的情况下，从治疗的角度来看，它都只是或多或少地发挥了些作用。

举一个例子，一个病人饱受严重的阶段性抑郁症困扰，前来寻求治疗。其中，遗传因素是导致他抑郁的主要原因。这种形式的抑郁症发病起来很突然。某天，这位向来举止正常的病人突然在早上醒来的时候被沮丧和绝望的情绪笼罩了。他看不到生活的出路，任何形式的谈话都无法安抚他。谈话中每一次涉及的现实中的幸福生活状态，都被他无视否定，甚至导致更多的自我责备：瞧我给这个美好的家庭带来了什么灾难！与像他这样的病人交谈，就像是在和没有感情的生物分子谈话。他根本听不进任何劝导。

在这种情况下，考虑到病人及其家属，用生物学的观点来解释病情通常是最适合且有用的。因为这一观点可以避免产生一种误解，即某人必须为病人的抑郁症"负责"。有时候，不是病人自己，也不是他们的家属，而是有这么一些人，经常因为几天前与病人发生的简单争吵而感到深深自责。还有一些八竿子打不着的亲戚，明明什么都不了解，却表现得像什么都知道似的，你一言我一语。他们觉得终于逮着了机会，利用病人的抑郁状况来数落他看似无情的妻子。但事实上，这是一种很无理取闹的行为。除了病人，妻子也是受困于疾病的受害者，她也同样感到无助，甚至在潜意识里感到深深的内疚。

所以心理治疗师必须用他所掌握的所有权威知识作出解释，在病人得抑郁症这件事上，真的没有人需要负责。治疗师必须让他们认识到，抑郁症是种有机会通过药物干预而被完全治愈的代谢性疾病。当然，这并不意味着病人所有前期经历的人生事件都对引发抑郁症没有任何影响，尤其是对一些特定的抑郁症表现。但在这个事例中，就治疗方面而言，最重要且最有用的观点，就是生物学观点。

但也有另一种情况，一对已婚夫妻来接受婚姻心理治疗，因为丈夫总是殴打妻子。丈夫兴高采烈地说，他恰巧在一本杂志上看到，人的攻击性与血清素的平衡有关。他还问，是否能给他配些有效的药丸来结束他的粗暴行为。遇到这种情况，治疗师就无法使用生物学观点，因为它根本不适用。于是我对施暴的丈夫说，他的右手是靠自主肌肉的帮助才能挥向他妻子的脸颊，这完全是自我意志的表现，因此是他而不是无辜的血清素，要为殴打妻子这一行为负全责。然后，我会尝试用心理治疗的方法来结束丈夫的殴打行为，并加入其他适合的辅助治疗方法。

当然，关于血清素引起施暴行为的假设也不完全错误。某些极端情况下，确实需要进行药物治疗。但不容置疑的是，在类似的婚姻治疗中，生物学角度的治疗方法根本不起作用。相反，从来访者生活经历的角度出发来进行治疗，将会得到更好的效果。了解来访者的生活中哪里出现了问题，导致生活越过越糟糕后，治疗师就可以通过大量的心理治疗工作使其重回正轨，朝好的方向发展。当然，前提是病人有足够的积极性。

有些病人不愿意将病因归结到生物学层面，而是归结到他们在童年发展阶段所遭受的无助创伤。西格蒙德·弗洛伊德（Sigmund Freud）及其后继者的精神分析法确实支持这一判断。弗洛伊德认为，孩童早期未被合理解决的问题冲突将会导致成年后的心理障碍。精神分析治疗试图唤醒病人被压抑的内心冲突，对其进行仔细剖析，以期达到治愈效果。人们几乎可以毫无例外地尝试从孩童时期出发来理解所有的心理现象。同样地，这样的分析观点也不存在真假之说，它只是能发挥一定作用。

尽管如此，也有一些精神分析学家将精神分析法看作直击人类灵魂的唯一真实的方法。很显然，这种鲜明的观点会遭到现代精神分析学家的反驳。因为他们知道，精神分析虽然在某些情况下能起到作用，但它并不是万能的。现代精神分析学家尤其反对将精神分析用作为大男子主义者的暴力行为开脱的借口。

此外，随着社会整体意义的不断发展，社会被认为对一切事物都负有责任，当然也包括精神疾病。从某种程度上说，人们当然可以把所有的心理现象归结为受到社会层面的影响。

自由的疆界——我和我的大脑

上面提到的所有这些观点，不管是生物学、生活经历、精神分析法和社会学，还是其他一些观点，都试图对精神心理现象作出解释，但这些解释似乎都忽略了人作为主体的自由性。好像不是人类自己，而是那些生物分子、命运、童年和社会才是精神疾病的"罪魁祸首"。这样的观点也可以说是正确的，因为这正是人们对科学见解的合理期望。人们希望通过科学解释来了解决定人类行为的动机，并预测某些行为的产生。然而，如果人们想要借助这些观点来解释人类的一切行为，那未免太不严谨，因为这种一概而论的主张并不具有科学性。因此，科学不能将人类的自由意志排除在外，但也不能将其锁死，否则，自由也将失去其意义。

从"自由"这个词的定义来看，自由行为是无法预先确定的，不然也就不叫自由行为了。然而在生活中，我们在大多数领域都不享有真正的行为自由。我们的很多习惯都是从父母、社会或某些生活阶段的影响中传承来的。我们并不是每次都能完全自由地对这些行为习惯作出新的改变。可以说，在某种程度上，它们已成为一种下意识的反应行为。于是，我们对自己包括对他人的行为都可作出预测。科学研究可以进一步理解这种行为的因果关系，我们也能随时摆脱这种下意识行为，故意表现得与众不同，而这也就是真正的自由。

自由与疾病——善的一面与恶的一面

根据启蒙运动的信念，每个人的尊严都建立在这种自由之上。人们同时也能通过这一视角来看待一些精神心理现象。事实上，自由的概念几乎能为所有人类现象提供解读视角。但这一概念的运用也需根据具体情况来辨别其适合与否。比如，在刚才提到的例子中，丈夫对妻子施行家暴，这里当然要着重引导丈夫认识到他的自由和责任意识。但如果受访者是因为遭遇命运般的不幸而陷入抑郁，那么这种治疗视角就不值得推荐了。

对某事物的成瘾是一种不自由、被束缚的表现，但又不是完全地失去自由。今天，我们把成瘾视为一种与选择自由挂钩的疾病。比如酒精成瘾者，他别无选择，嗜酒如命。目前的相关心理治疗试图让病人重新获得自由选择的能力。为了达到成功治疗的效果，医生必须假定病人至少有一些自由选择的能力。否则，病人也不会决定接受治疗，更不会有机会通过治疗重新掌控自己的生活。

从前，与成瘾相关的理论将其理解为一种不可改变的终生疾病，这未免太过悲观。这种观点虽然帮助了一部分病人，但也导致另一些病人在造成他们成瘾的物质面前感到无能为力。如果一个人已经内化了这样的信念，即成瘾压力预示着巨大的危险，复发的情况会带来厄运，并且失控是不可避免的后果，那么所有这些令人担心的事情有时会随着自我实现的预言而发生。病人只能体会到自己作为无助的受害者角色的那种羞耻感，无法呈现出积极的主观能动性。在这种情况下，现代性的针对病情复发的治疗管理办法就变得十分棘手。就连"复发"这个词都带有一些外在的攻击性，甚至包含了某种"重蹈覆辙"的意思。这些通常都对病人的治疗起不到什么有效的启发作用。

所以，今天我们更愿意说某个人"决定去喝酒"。我们含糊其词地谈论某个在过去从未发生的事件，如有必要，还可以从中得出一些有利于未来发展的结论。良好的心理治疗需要能够小心把握语言，因为语言就像是心理治疗师的手术刀。比如，"决定"这个词是个相对中性的表述，它不含有任何指责的成分。因为"决定"做某事并没有涉及成瘾的压力、失控等因素。"决定"这个词表明病人尽管患有成瘾症，但仍有选择的自由。正是这种自由能够让病人在治疗过程中作出戒酒的决定。于是，成瘾者既要面对棘手的成瘾问题，又要面对他自己的自由意志。每一种好的心理治疗方法都应该唤醒病人的这种自由意志。没有人可以光靠外在表现就断定一个人的成瘾症有多严重，或者他有多少自由意志。假设站在病人角度，没有人可以保证，自己在同样的成瘾问题上不会违背意愿而选择酗酒。因此，治疗师在治疗过程中需要保持谦虚。

这种自由意志在心理治疗中发挥了重要作用。人们可以自由地对精神障碍的意义提出疑问。有一种叫作"退休神经症"的心理疾病，比起工作，患病人群更憧憬退休生活。于是，他们故意效仿某些病症，以达目的。治疗师对这种病束手无策，不知道从哪里下手。

因为对于这些"患病发烧友"来说，他们的治疗意愿趋近于零。当然，也存在不那么刻意表现的病症。某些生活事件会激起一些人的精神障碍表现，对于这种反应，很难说有多少是潜意识的，又有多少是有意为之。但不管哪种情况，都可以从自由意志的角度来解读某些精神现象，不过需要具体问题具体分析。不单单是艺术家，基本上每个人的一生都可被视为一件艺术品。俗话说，每个人都是自己幸福的缔造者。这话还是有一点道理的。

在任何情况下，人们自由决定的事情永远不会是病态的。它只可能是好事或坏事，甚至是好到极致或坏到令人发指的事。然而，没有任何心理学方法可以增加或减少这样的善或恶，因为行善或作恶从来都不是什么病症。真正的精神疾病则总会限制人们自由地对善恶作出判断和反应。病人或多或少地受病症影响，无法表达真正想说的话和做实际上想做的事。因此，在对待处于严重精神疾病阶段的病人时，治疗师会建议病人不要作出重大的人生决定。比如，是否要结婚或离婚，是否该任职还是辞职。任何好的心理治疗师，都应该尽其所能，用尽所有方法，尽快恢复病人对其人生重大决定的自由选择能力。

人的尊严和选择的自由——主宰者是病人自己

在人的一生中，自由观是最重要的。同样地，用自由的观念来看待每一位精神病人，我们看到的就不仅是他的疾病，还有他作为人的存在。即便病人被精神障碍折磨，他仍然是一个具备自由意志的人类个体。虽然在一些明显的精神疾病外表下，治疗师只能靠猜测来作出这一判断。人的尊严正建立在这种自由之上，它是人类的神秘而明确无误的生存核心。是否尊重这种自由，是判断人性化与非人性化精神病学的标准。非人性化的精神病学只把病人看作各种症状的化身。所以，在人性化的精神病学中，让病人有自由选择的空间，非常重要。

因此，在心理治疗过程中，不能只从治疗的角度来看待一切，也必须能让病人做他们想做的事。毕竟，本来就应该让病人尽可能多地参与治疗计划。目前，只有少数研究关注工作疗法、艺术疗法和音乐疗法如何对治疗精神疾病起作用。但可以肯定的是，如果将这些疗法强加于病人身上，则很难达到预期效果。因此，在心理治疗中，病人能够自由选择疗法这一点，是人类尊严在实践中的具体体现。

整个医学界都奉行病人的"知情同意"原则，而这一原则在精神病学领域尤其具有争议性。因为一方面，病人因暂时受疾病限制无法作出自由选择，所以国家依据严格的法规为病人指定辅助人员，来帮他们作出相关决定。但另一方面，心理治疗必须以尊重病人的自由选择为核心。让病人能够自己克服由疾病导致的不自由状态，重获自由，是所有心理治疗的目标。因此，治疗的目标最终必须得由病人自己确定，治疗师则需要以合作的态度配合这一目标的达成，即使目标可能有一点奇怪。

当我还是个年轻的精神科医生时，有过一次很重要的经历。一位长期患有精神分裂症的病人总说她能听到某种声音。她很聪明，只是有些怪异，所以需要一些帮助，但她的精神状态很好。我详细查看了她的病历，很显然，出于一些我无法理解的原因，没有任何医生尝试给她增加精神药物的剂量，好让这种持续困扰她的声音停下来。在和病人简单讨论后，我增加了药物剂量。没想到，在之后的会面中，病人露出了极其不满的神色。我不禁自责，自己到底做了什么，使她变成这个样子！她现在的情况比以前糟糕多了。于是我问她，还能听见那些声音吗？她回答说，已经听不见任何声音了，但这正是问题所在。以前，她一直能听到一位已故老师亲切的声音，这对她是一种安慰，但这个声音现在消失了。

于是我感到很茫然。当时的我只是将所学的医学知识运用到病人身上，试图帮她摆脱这种幻听，并且成功地办到了。结果等待我的不是病人的感激，而是她的谩骂。我试着把自己代入病人的角色，站在她的角度来理解发生的一切。那一刻，我明白了，其实她没有受到幻听的困扰，那个声音早已成为她世界的一部分，那个世界里的她显然是安心且愉悦的。于是我决定减少神经安定剂的用量，直到病人能再次听到她老师的声音。病人对这一结果很满意，我也从中学到了不少。

当然，对大多数人来说，幻听是一种令人困扰的精神障碍。但有时并非如此。正因为我们治疗的对象是病人，而不是病例诊断，所以病人和他们的治疗目标是最重要的。在这个特定案例中，我对治疗结果有了崭新的认识。

后来，我总是先向有经验的病人对目前疾病的科学状况作出解释，这样他们就可以自己决定用药和剂量。当然，我只接受那些能从道德意义上为之负责的治疗目标和方法。其间我几乎从没和任何病人出现过冲突。其实病人通常都是明白事理的人，那么长远来看，他们没有理由持续作出伤害自己的行为。

现代的服务理念很适合被运用于精神病学中。早期的精神疾病治疗学派之间存在关于"哪种观点才是正确的"的争论。有些人认为除了生物学、精神分析学、行为学和另外某些分析观点，其他所有观点都是错误的。好在这样的谬误后来已被消除。人们必须了解尽可能多的治疗方法，然后根据病人的病情，选出对病人以及对治疗师来说最合适的方法。

03

如何进行治疗

用时间换金钱的医患治疗关系——简单介绍心理治疗

哪种治疗方法行之有效？选择可谓多如牛毛。目前大约有 500 种心理治疗方法，难道每一种都要了解，都要先试一试，然后找出合适的疗法吗？有人打趣说，心理疗法的种类都快赶上心理治疗师的数量了。因此，我们别无选择，必须将重要的疗法和不重要的疗法区分开。现在，人们能更清醒地看到一种心理治疗方式的优势和劣势。很明显，严肃的心理治疗不是所谓的"真理学说"。同时，它也必须满足一定条件，将自己与简单的日常交流区分开。所以，对治疗效果进行研究这一做法有其必要性，它能保证心理治疗交流的特殊性及其合法酬劳。

1994 年，克劳斯·格拉乌（Klaus Grawe）对各种心理治疗方法的效果进行调查，并得出了惊人的结果。其中，精神分析疗法的表现尤其糟糕。于是，这触动了那些缺乏幽默感的精神分析学家的神经。特别是当格拉乌的这一发现被当作封面故事刊登在《明镜》

（*Spiegel*）杂志上时，他们对格拉乌发起了愤怒的进攻。在当时，经过科学认证的精神分析法效果测试寥寥无几。而格拉乌的调查显示，大量的精神分析只适用于健康的人。那些精神分析的忠实支持者可丝毫不乐意看到这一论断。

精神分析疗法——看您这样笑着，有什么需要排解的情绪吗

当然，现在看来，精神分析在心理治疗领域占据元老级地位。但这一认可的获得经历了长期的奋战。对于这段艰难的奋斗史，许多年老资深的精神分析学领军人物至今记忆犹新。精神分析的创始人——西格蒙德·弗洛伊德，曾用一个吸引人的理论来挑起他同时代人的兴趣，即在一个荒谬而扭曲的、对生存构成威胁的资产阶级社会中，在其脆弱、正统的外表下，暗涌着人们那痴迷的性幻想。他还指出一个暗藏的现实，即人们身上那些奇怪的精神表现，都是潜意识在作祟。弗洛伊德试图用这种理论来分析和处理当时在贵族小姐中很常见的歇斯底里状态。在那个欲望满天飞的贵族世界，这种新的疗法开启了新世界的大门，并在一定程度上获得了成功。

弗洛伊德的精神分析疗法主要建立在科学基础之上。这一架构的出发点是儿童在早期与父母关系中所表现出的性参与成分。这一理论符合当时的社会潮流，也搅动了当时那个紧张压抑的社会。但人们并不认为它属于自然科学，甚至从严格意义上来说，它都算不上是科学。尤尔根·哈贝马斯（Jürgen Habermas）对此发表过众所

周知的指责，他指出，这是科学主义对精神分析的误解。早期的精神分析学派更像是一种团体，弗洛伊德把自己的衣钵传给他最亲近和最重要的弟子。他曾把最有前途的金牌弟子卡尔·荣格（Carl Jung）[①] 逐出师门。弗洛伊德关于精神分析的文章时至今日仍被世人膜拜。无论是从前还是现在，都有一些悟性不高的弗洛伊德拥护者将精神分析的解释视为真理。但实际上，那并不是真理。

尽管弗洛伊德本人更愿意用神经学方面的知识来解释心灵疗愈的过程，但实际上他多多少少提供了一些具有可信度的描述。在某些条件下，将这些描述运用到与病人的交谈中，可产生一定的治疗效果。当病人躺在心理治疗室的沙发上接受精神分析时，在与治疗师的畅所欲言中，一些隐藏的潜意识信息通过病人的梦境和自由联想浮出表面，转化为一字一句的言语，精神分析师再对这些信息作出解释。病人当下所表现出的病症和幼年时期未解决的冲突之间存在某种关联，这种关联以及病人和治疗师之间的互动，都在精神分析中起着重要作用。在与治疗师的对话中，病人对自身的病症有了深入的理解，这是帮助病人恢复的关键性因素。

许多其他的精神分析或深度心理学方法也是以这种对话形式的分析为基础的。例如，卡尔·荣格的分析心理学和阿尔弗雷德·阿德勒（Alfred Adler）的个体心理学。还有我们所说的人道主义疗法，也在一定程度上体现了这种形式，如弗里茨·珀尔（Fritz

---

① 瑞士精神病学家，分析心理学的创始人。——译者注

Pearl）的以人文经验为导向的格式塔疗法（Gestalttherapie）、莫雷诺（Moreno）的心理剧疗法和其他一些疗法。之后，彼得·福纳吉（Peter Fonagy）提出的"基于精神情绪的疗法"引起了轰动。通过现阶段的治疗关系，病人学会了如何更好地了解自己和治疗师。就像之前提到过的，所有这些治疗方法都不代表着真理。它们和其他心理治疗方法一样，只能发挥一定的作用。

比起其他治疗方法，精神分析疗法的效果更不容易被证实，这一发现令人醒悟。古典精神分析学家们并不对此感到困扰，因为在他们看来，缺乏疗效并不能撼动"真理"的地位。但他们中也有一些更明智的代表，认识到了精神分析在这一阶段所受到的威胁。他们克服了科学理论中的一些陈旧的问题，将精神分析重新进行正确的概念解构，继而形成一门人类科学，并开始了精神分析的效果研究。

然而，这些明智的精神分析学家也会有自相矛盾的时候。他们有时仍然用"特殊"的方式依附于精神分析鼻祖弗洛伊德。杰出的精神分析家欧托·克恩伯格（Otto Kernberg）偶尔会举起双手，恳切却带有一丝讽刺意味地喊道："神圣的弗洛伊德，请原谅我吧！"但并不是每个人都像他这么有主见。关键问题仍然是对过去的关注，特别是对病人的童年时期。人们可以对这一方面进行明智处理，以此来将优秀的精神分析师与不合格的精神分析师区分开。

如果将眼前的精神障碍与过去经历的现象牢牢地捆绑，那么也就是在最坏的情况下作出心理暗示，即病人的这种精神障碍是不可被改变的。因为就定义来说，一个人永远无法摆脱他的过去。如果从本质上来说，病人目前所遭受的精神障碍与他那无法摆脱的过去息息相关，那么病人又将如何自己克服这种障碍呢？这种对病人的过去及其自身缺陷的关注，如果处理不当，甚至会造成所谓的"心理治疗缺陷"，即在心理治疗过程中产生的精神障碍。

以关注病人缺陷为导向的心理治疗法有着令人震惊的副作用。有一天，一位成功的媒体人找到我，他本人就陷入了这样的困境。经过几周的思考，对于他是否真的没有任何精神问题，连他这个本来高度自信的人都没有把握了。迫于神秘的心理学知识的伪权威，他一直批判性地审视着自己的精神状态。以至于正如预期的那样，现在的他感到忧心忡忡，成了心理治疗的受害者。所以在之后的治疗中，病人必须借助心理治疗权威，将注意力重新放到自身丰富的能力和优势上。这样在很短的时间内，他就可以摆脱病人身份，重新做回自己。

每位细心的读者都自认为很清楚地了解，幼儿在出生后第一年的"口腔期"所体验到的外部刺激，不管是太早还是太晚接触奶嘴，又或是使用奶嘴的时间过长，这些因素都不可避免地会导致幼儿形成一种所谓的"口腔期性格"，从而在以后引发某些成瘾现象和其他严重的精神障碍。还有一种情况，幼儿时期的他们可能太早或太晚才用上便壶，又或者不会正确使用便壶。对这些在所谓的"肛门期"有过问题的人来说，他们会有更严重的不良后果。有些人认为，不可避免地，这些具有咄咄逼人、阴险的"肛门期性格"的人很容易成为反社会者。很显然，这种论调是对精神分析的误解，也许可以拿来给某些搞笑节目当作素材。但这种误解绝非罕见。

在精神分析中使用何种方法，不一定起着决定性作用。精神分析的治疗效果优劣和持续时间长短，就像其他所有心理治疗一样，主要取决于治疗师个人。一些杰出的着眼于研究生活方式的精神分析学家，抛弃了精神分析上的一些腐朽陈规，建立了现代科学标准，在心理治疗上取得了成功。除了治疗师的努力，病人自己和他所患的精神障碍类型也对这种特殊治疗的成功起着十分重要的作用。这也就是为什么必须进行试验性治疗，来看看治疗师和病人之间的"化学反应是否正确"。

比较可惜的是，目前我们还远远不能准确说明，针对哪种类型病人的何种疾病应该使用哪种治疗方法以及寻求哪位治疗师的帮助，从而能够达到最佳疗效。如果病人在生活中总是陷入相同的无望境地，并能就此提供相关的生活经历来作为参考，那么这位病人更适合由现代精神分析学家接手，病人在他那里能得到更好的帮助。这样看来，作为一种心理治疗方法，精神分析疗法并不适用于所有精神疾病，它只在某些病例上发挥优势。再加上这种疗法既费时费力又烧钱，本来也不是所有精神病人都能负担得起。另外，对于一些较严重的精神疾病，例如精神分裂症和重度抑郁症，用精神分析的经典形式来进行心理治疗，非但不合适，反而可能带来危害性后果。

行为疗法——让我们一起直面恐惧吧

从过去到现在，精神分析疗法的一大对立面就是行为疗法。它不像精神分析那样神秘和带有不祥预感。行为疗法更清晰、理性，并且以疗效为重点。行为治疗师不光通过与病人的对话来进行治疗，他们还落实到实际行动上。要是谁在高耸的电视塔上遇到一个面带惧色朝塔下看的人，他的身旁还有个看上去气定神闲的随同者，那么有很大可能，这是一位恐高症患者和他的行为治疗师。后者正在开展行为治疗，让病人"暴露"于恐惧源头，直面恐惧，从而达到疗效。病人在治疗师的陪同下，做了一件他数年来无论如何都不会做的事。照理，病人在面对这一令他恐惧的情形（恐高）时，是没有什么相关经验的。通常来说，有恐高症的人不会登上电视塔；有电梯恐惧症的人不会去坐电梯；有广场恐惧症的人不会走进大的广场。但这样一来，头脑中的恐惧会积年累月地增加，并常常会蔓延到生活的其他领域。

行为心理疗法将病人置于使其产生恐惧的情况下，并保证病人周围有可提供安全感的对象。这种疗法基于人的精神特征，因为总有一天，人会适应周边的一切。拿上文的恐高症例子来说，当病人从电视塔朝下看的时候，刚开始恐惧值会急速升高，经过几分钟后就会下降。久未经历过如此难以想象的情形，病人再度直面恐惧，这时候的他就显得从容许多。于是，行为疗法就以这种方式将病人的恐高症治好了。同样地，这也适用于其他由恐惧引起的精神疾病。

经典的行为疗法对可能隐藏在症状背后的动态因素不感兴趣。它只对症状本身和从外部可加以描述的个体行为感兴趣。当然，最重要的兴趣点还是如何帮助病人摆脱这些症状。行为疗法认为某些病态行为是从病人过往的生活经历中习得的，因此，也是可以被逐渐遗忘的。为此，行为疗法发展出了一套经过科学评估的方法，以期尽可能快速和持久地消除症状。毫无疑问，这正是病人所希望的。精神分析学对行为疗法的普遍批评是，它只停留在表面，对病情的了解不够深入。但研究表明，行为疗法确实有持久的效果。

这样一种通常带有争论性的、以外部症状及其治疗为重点的行为疗法，随着时间的推移，弥补了精神分析疗法在认知层面上的不足，拓宽了研究视野。毕竟，精神分析法也涉及很多认知层面的内容。行为疗法的这种"认知转向"，加上后来在各种形式的疗法中的进一步发展，都更注重分析病人与自己和他人的关系。于是，行为疗法成了目前世界上可能最具科学性的心理治疗方法。这期间也发展出了一些精心设计的治疗手册，治疗师可以根据手册内容，在一定程度上以标准化的方式对某些精神疾病开展行为疗法。但是在有些病人身上，这种疗法无法取得任何进展。

系统疗法——糟糕的困境有什么好的一面吗

精神分析试图治疗单独的病人，而行为疗法主要着眼于治疗个体症状。但是不管怎样，人都是一个社会生物，离不开所在的社会环境。于是，在美国和意大利同时发展起来的系统疗法，把重点放在人及其社会关系上。来自意大利米兰的精神分析学家马拉·塞尔维尼·帕拉佐利（Mara Selvini Pallazoli），用经典的精神分析个体疗法来治疗患有厌食症的女孩。厌食症是一种很可怕的疾病，因为很难对其开展治疗。这也就是为什么它是致命的精神疾病之一。在女性厌食症患者群体中，大概有 5%~10% 的年轻女性最终会因这种病死亡。所以，当马拉·塞尔维尼·帕拉佐利投入大量精力对病人开展密集性治疗，却没有取得实质性成功时，她备感沮丧。于是，她开始让其家人参与治疗，并尝试使用其他治疗方案。很快地，她就看到了成功的曙光。

一个年轻女孩开始变得厌食，往往与她生活中面临的危机问题有关。很有可能她的父母正处于离婚的边缘，而女孩自己也正经历青春期的身体变化，难以适应新的体形，加上她感受到父母之间关系的日益紧张，这一切使她开始减肥。女孩的父母注意到了这一点，感到担忧。这个天资聪颖的女孩吃得越来越少，做大量的运动，偷偷地将食物呕吐掉，然后继续减肥。她的父母也变得越来越担忧。带着重重疑虑，父母双方配合起来拯救他们那瘦成一副骨架的孩子。于是，治疗师开始从精神分析角度对病人进行个体治疗。

问题是，面对此种情况，该如何帮助女孩增重呢？因为如果她恢复体重，一定会担心父母会因此不再携手合作，转而分道扬镳。女孩在这种可怕的厌食症状中获得了意义感，所以问题也就不再那么容易解决。因此，可以理解的是，在这种情况下，如果不把整个家庭体系考虑在内，对病人的治疗将注定失败。这也就是为什么治疗师马拉让父母也参与治疗过程。只有这样，女孩才能明白，父母不会因为她的增重而选择离婚，而离婚这件事本身于她来说，也不意味着末日降临。只有当女孩真正理解了这一点，她才会自觉自愿地开始增重。

在此期间，其他一些心理治疗流派也学会了在更大程度上将社会环境因素囊括到治疗之中。这种新的系统性思维对心理治疗还产生了完全不同的革命性影响。撇开上文所举的厌食症案例不谈，早在 20 世纪 40 年代的美国加利福尼亚州，帕洛·阿尔托（Palo Alto）、格雷戈里·贝特森（Gregory Bateson）和保罗·瓦茨拉维克等人就发展出了这一系统性思维疗法。阿尔托学派舍弃了传统的精神疾病见解，即"厌食症""精神分裂症"或是"抑郁症"这些病症分类。

瓦茨拉维克曾挑衅地质问道：现实到底有多真实？在他看来，系统疗法提供了一个全新的、不那么死板的现实观点。家庭治疗基本上可以通过任何形式的治疗来完成，因此系统治疗并不是家庭治疗的同义词，尽管前者为后者带来了很多重要的推动力。从瓦茨拉维克的系统分析角度来看，病人、亲属和治疗师往往带着非常不同的视角来看待抑郁症的现实表现。而随着时间的推移，抑郁症也会不断呈现出其他新的面貌。治疗师的任务就是从中找出最具实用性的一面，并将其进一步加强。

于是人们突然意识到，一些病症也有它存在的价值。我们不应该只把它们看作缺陷，它们也可以被当作一种资源或力量的源泉以造福社会。瓦茨拉维克曾提出过这样的问题：糟糕的困境有什么好的一面吗？他自己的回答是：转换视角并且进行出其不意的干预。因此，瓦茨拉维克能在完全混乱的治疗情况下，很快地作出令人意外的改变，这种改变也带来了真正的效果。系统心理治疗师为被禁锢在无益而悲哀的规则中的治疗系统注入了新的活力。

"为什么您看上去如此沮丧？"从心理治疗角度来看，对一个抑郁症患者提出这样一个问题其实并不明智，因为抑郁症患者自己也苦于这个问题久矣。如果让患者用 45 分钟的时间向另一个人诉说自己生活中遇到的所有苦难，那么估计他事后非但不会感觉好些，反而会觉得更糟糕，而且这个时候他肯定也能知道自己究竟为什么会抑郁了。所以，系统心理治疗师会对患者提出不同的问题。例如："得了抑郁症后，您究竟是如何坚持这么久的？"患者在回答这个问题时，会讲述与之前那个问题完全不同的生活故事。患者会说，他仍然能散会儿步，还能拜访一些朋友，虽然不像平时那么多，但毕竟比起不能见朋友要好得多。由此可见，同一位患者，在回答这种意料之外的问题时，更多地着重于讲述支撑自己与抑郁症抗争的个人力量，而心理治疗需要的正是患者的这种坚定力量。对于以现有资源为导向的心理治疗来说，最大化利用有益于治疗的资源是意义非凡的。

相反地，在心理治疗过程中越是着重谈论患者的明显缺陷和它的成因以及后果，就越可能强化患者的无助感。专业的心理治疗师必须能够成功加强患者的自我效能感，这在科学上有所定义，即引导患者转换思想，重新关注自己的能力和对生活的掌控。思想和语言创造的现实能在最真实的意义上产生影响。所以，一味与患者反复谈论他的抑郁症起不到什么效果。

系统治疗师不把患者的诊断和症状当作永恒不变的事实来看待，而是消解这些医学上的僵化概念，将注意力放在病人如何从过去到现在用适合于自己的、往往具有高度自创性的解决方式来对抗抑郁症。心理学大师保罗·瓦茨拉维克曾在由我的诊所举办的一个研讨会上戏谑地说道："医学诊断只是给医疗保险公司看的。"

撇开问题谈对策——牙齿缺口的秘密

美国心理学家史蒂夫·德·沙泽将保罗的这一观点进一步发展为以解决办法为导向的心理治疗，即完全撇开患者自身的问题，仅仅关注解决办法。这不仅缩短了治疗时间，还能促成有效的、针对患者个人的解决方案。史蒂夫在这期间热衷于追随杰出的心理治疗师米尔顿·埃里克森（Milton Erickson）。埃里克森身患残疾，只能坐在轮椅上，因此需要靠对人们的仔细观察来进行治疗。后来由此发展出的治疗方法被叫作"催眠疗法"，但这一命名并不能准确描述埃里克森所使用的方法。

埃里克森采取的干预措施利用了语言的影响：从个别词语的选择到说话的语气以及伴随的手势。他将这些配合起来，以达成最佳利用，找到解决方案。而在埃里克森看来，催眠效果只是一种治疗过程中产生的边缘现象。话虽如此，催眠疗法可不是一无是处，它是一种很好的放松方法。不同于生物反馈法的条件反射性反馈——患者会有意识地逐渐放松，当患者接受催眠时，这一令其放松的任务就落到了治疗师的身上。

米尔顿·埃里克森的一些治疗案例很有传奇色彩。例如，有一天，一个年轻女人找到他，女人把一叠美元钞票放在桌子上，说这是她剩余的钱，她想用这笔钱支付心理治疗费，等到钱用完了，她就去自杀。通常来说，没有人会接受这样的治疗对象。谁会愿意去治疗一个一心想自杀的人呢？但埃里克森对人性有着深刻的了解，于是他破例答应了女人的请求。

这个女人告诉他，她在人际关系方面一直有问题，就在不久前才结束了一段关系。她老是觉得自己看起来不顺眼，因为她的牙齿上有一个缺口。同事们也几乎一直无视她，和她在一个办公室工作的同事把她当作空气，甚至都不跟她打招呼。当这个女人向埃里克森描述了这一切之后，埃里克森要求和她一起到院子里去。那个院子里有一口井。埃里克森让女人从井里打水，含一口水在嘴里，然后通过牙齿缺口的缝隙将水喷向某个物体。女人照做了，经过几次练习，她终于掌握了一定的技巧，通过牙齿的缝隙将水喷到了几米外的一个物体上。

然后，埃里克森要求女人在回去工作后，用出其不意的方式重复上面这一动作，而这次的瞄准对象是和她在同一个办公室的同事，并且在完成这一切后，不作任何解释地离开办公室。女人肯定觉得这个任务很奇怪，但她也没有什么可损失的。后来，她按埃里克森所说的做了。于是，她和这位同事之间有了第一次对话。之后，两人间的对话越来越频繁。最后，他们甚至私下里也会见面，而且是经常见面。

对这位女患者的治疗早已结束。多年后，埃里克森收到了一封夹带着照片的信。照片上是有着 4 个孩子的幸福家庭，所有人都面带微笑。照片下面写着：如你所见，我的 3 个孩子都有幸拥有一个牙齿的缺口。这种真的可以算得上是天才般的心理疗法。一个小小的牙齿缺口，本来差一点成为患者自杀的源头，最后却奇迹般地转变成了一种祝福和解决办法。患者借此摆脱了沉重的偏见。埃里克森总是能通过类似的干预方法成功进行心理治疗。

事实证明，这种以解决办法为导向的心理疗法对成瘾症患者特别有效。出于自身及其周围环境的原因，成瘾症患者往往非常专注于自己的问题。很自然地，他们也希望治疗师能关注这一方面，问问自己到底是哪里出了问题。但出人意料地，治疗师首先问他们的是，如何做到克服成瘾症复发。很显然，治疗师感兴趣的并不是患者的酗酒阶段，而是他们戒酒、清醒的阶段，这一点让他们很是吃惊。患者们越是多地在脑海中回忆起自己成功戒酒的时刻，就越能激活他们克服酒瘾的能力，从而使他们能更积极地看待自己。仅凭这一点，就大大增加了治疗成功的概率。如此一来，治疗师对患者既往病史的询问方式就成了关键的转折点。如果缺少这种治疗性刺激，一味围绕患者自身问题的来源进行治疗，那么患者就只会看到自己的失败。虽然这可能获得更多对疾病的认识，但并不一定有助于找到好的解决方法。

当史蒂夫·德·沙泽在我的诊所举行的第一次研讨会上提出"解决方案与问题无关"这一观点时，所有人都感到很震惊。尤其对那些深思熟虑的德国人来说，这听起来简直像是赤裸裸的挑衅。然而，史蒂夫的这一观点却有着谨慎的科学调研结果的支撑。在对美国密尔沃基研究所的所有治疗案例作出评估后，研究人员对每个前来进行心理治疗的患者的病症作出了准确的描述。他们也同样精确地描述了治疗结束时所采用的解决方法。然而，他们随后试图将两者联系起来时，却发现这两者间根本没有任何关联。这确实令人难以置信。

通常来说，都是先发现问题，然后解决问题。但仔细琢磨后我们会发现这种常规做法并不适用于此类心理治疗。因为病人的问题是外在的，来源于生活中的某个事件所引发的生活轨迹的交叉碰撞。而对这一问题的解决办法必须从内部寻找，即必须通过病人独特的个人能力来找到问题的解决之道。假如某人在紧张的情况下习惯通过音乐使自己平静下来，那么他也会将这种自我调节能力运用到其他领域（私人的、专业的、社会的）中的各种问题上，并找到解决办法。对另一些人来说，音乐可能不会有所帮助，但他们也能通过其他技能来成功解决生活中遇到的问题。

因此，当我们说"如果我是你的话，我会……"时，这样的建议其实缺少一定的专业性。因为对每一个问题的解决方案都基于我们有限的个人能力，而这些能力因人而异。专业的心理治疗必须将注意力放在病人的个人能力上。人生中的问题滋生于世界上无止境的不幸，因此也变得难以预测。我们往往对它束手无策、无力还击。这也就是为什么我们不应该在这些问题上浪费不必要的时间。

史蒂夫有篇文章的标题是《烂事总是会发生》（*Shit Happens*），从科学理论的角度来看，这确实有道理。他在文章中主要对路德维希·维特根斯坦（Ludwig Wittgenstein）的语言哲学展开了论述。这篇文章使我很快地摆脱了典型的德国式偏见，以前我总把史蒂夫的短期心理疗法看作为精神有问题的人提供的"美国快餐"。然而，这些新的治疗形式不仅有坚实的理论依据，还能以其彻底的疗效，确保病人能迅速摆脱症状并持续保持好的状态。就这一点来说，这样的疗法也有可取之处。

有一天，一位女病人来找史蒂夫，说自己被一个问题困扰，但因为感到太过尴尬，无论如何都无法开口。通常来说，这意味着治疗还未开始就已经宣告结束。但在史蒂夫这里，情况就不同了。他会接受所有的病人，哪怕是那些"缺乏积极性"的病人。在史蒂夫看来，只要有人来找他咨询，那么显然这个人就是带着某种担忧而来的。身为一个专业的心理治疗师，他的任务就是，即使在一些复杂难办的情况下也要设法帮助病人，而不是将这看作病人的任务。

就拿这个缺乏积极性的女病人来说，史蒂夫很明确他的任务就是在未摸透问题的情况下，为病人找到治疗方法。史蒂夫尊重病人不想开口谈自己的问题这一现实，于是他向病人提出了"刻度化问句"，即让病人在数字0~10选一个阶段值。0意味着最糟糕的情况，10意味着问题已经完全解决。然后他问病人目前处于哪个阶段。病人的回答是第2阶段。于是史蒂夫接着问，病人是如何完成从第0阶段到第2阶段的转变的，并且继续追问，是什么起到了助推作用以及在病人眼里第2阶段比第0阶段好在哪里。

由于病人不愿说出自己的问题，而且她的回答会暗示问题本身，史蒂夫就要求病人发挥想象力，并将这个问题具体化。病人照他的话做了。接着史蒂夫又问病人，在过去的哪个时候，她的情况处于第3阶段或第4阶段，然后再次让病人在脑中想象这一阶段的情况。史蒂夫又提了几个别的问题，最后他问了首次心理咨询一定会出现的问题：下一次的咨询在 3 周后，您觉得在 3 周后，您的生活和言行上的哪些方面不应该作出改变？

至于想要作出的改变，病人心里十分清楚。但如果病人只把注意力放在想作出的改变上，就会强化她对自身问题的关注，从而阻碍病人获得理想的治疗结果。毕竟人无完人，每个人身上都有缺点。相反地，如果治疗师在第一次心理咨询中询问病人哪些方面可以保持原样，那么病人就会更加关注自己的个人能力和优势。可以理解的是，这些病人过去拥有的能力和优势，由于受精神问题困扰已被忽略。至于在下一次咨询中，病人是否真的会被问到这一问题，已经不再重要。重要的是，病人通过这个问题将注意力放在了更有用的事物上，并且这也确实起到了作用。

在第二次心理咨询时，史蒂夫向病人提出了著名的"奇迹问题"。他问病人：试想一下，您在晚上拖着疲惫的身体上床睡觉。在您睡着时，奇迹发生了，您的所有心理问题一夜之间都解决了。第二天早晨您醒过来，因为昨晚您睡着了，所以完全不知道发生了这样的奇迹。那么您能通过什么来觉察这一点呢？

如果病人只给出很笼统的回答，例如，我感觉好多了。那么史蒂夫就会继续追问：表现在哪些方面呢？直到病人能对一些行为上的变化作出具体描述。为便于病人作出解释，治疗师还可以提问：家属是如何觉察到病人身上的这一奇迹现象的？又或者，治疗师可以让病人展开想象：这种奇迹发生后的状况在电影中将会如何呈现？像这样坚持要求病人对痊愈后的状况作出具体描述，可以防止对乌托邦式目标的设想，使治疗目标显得更现实。

史蒂夫的"奇迹问题"的精彩之处在于由病人自己描述高度个性化的心理咨询目标。也许有的病人会回答说，在接受咨询后，他早晨又能给自己煮鸡蛋了，也可以去拿报纸了。还有的病人可能给出完全不同的答案，比如他又能美美地睡到自然醒了。对这一问题的谈论时间越长，针对病人问题的解决方案就变得越清晰。就这样，病人从精神问题的迷幻之境转而进入以解决方案为导向的想象世界，从而有力地推动了治疗过程。

回到之前提到的病例。史蒂夫后来又与病人进行了两三次咨询，在咨询中向病人提出了其他问题。病人对每个问题都作出了回答。通过这一方法，病人取得了很好的进展，并积极配合治疗。最后病人在史蒂夫提出的刻度化问句中达到了第 8 阶段，并表示感觉良好，想停止治疗。几个月后，史蒂夫收到了一张这位病人寄给他的贺卡。贺卡上写着她对史蒂夫溢于言表的感谢，在最后还写道："顺便说一句，我现在处于第 12 阶段。"史蒂夫从未获悉这位病人到底有什么问题，但还是通过一系列咨询，与病人一起成功找到了解决办法。

由此可见，我们应该结束对心理治疗方法相对随意的选择，而对某些心理疗法进行更详细的研究。例如，卡尔·罗杰斯（Carl Rogers）的对话式心理治疗就被证明是一种有效的疗法。在采用此疗法时，治疗师不作进一步解释，而是让病人沉浸在一种完全自我接纳的状态中。现代心理治疗在其存在的短短 100 年里得到了波澜壮阔的发展。同时，过去那种各个学派兵戎相见的时代已经结束，并转变为建立在互相尊重基础上的合作局面。

治疗师开始将其他学派中有用的方面纳入自己的治疗形式，并对心理治疗中的一些基本问题进行了思考。心理治疗是存在于治疗师和心理病患之间的一种以时间换金钱的人为关系。当治疗关系呈现出有权威性的、以目标为导向的方法论探索特征时，心理治疗就成了一个可以被明确定义的项目。可被"定义"也就意味着有一定的局限，而严肃的心理治疗所能达到的成功范围也是有局限的。

心理治疗无法给病人提供幸福感或是人生的意义，也不可能将病人打造成一个完美的人。心理治疗师并不比其他人更高明和深谙世事。再怎么说，心理治疗时所进行的对话也只是一种次等的交流形式。这种交流总带有人为设计的色彩。设计精妙的心理对谈能呈现出艺术性，但它绝对不是自然、直接的。即使是对精神分裂症患者、抑郁症患者和其他一些精神疾病患者来说，最好的交流方式仍然存在于屠夫、面包师和商场店员这些正常人之间。只有当这种日常交流受到病人严重的精神问题影响，无法正常进行时，才需要心理专家的介入。但介入的时间不宜过长，只要病人能够在生活中恢复使用最佳的交流方式，就应该停止这种治疗介入。所以，"简短性"是对每一种心理治疗提出的道德要求。毕竟，心理治疗说到底是一种工作，它不是生活本身。心理治疗的目的是尽快帮助人们恢复快乐生活的能力，把困扰人的主要精神问题抛之脑后。

因此，任何好的心理治疗都带有"谦虚"这一标志。对精神疾病的治疗方法多种多样，心理治疗只是众多治疗方法中的一种。它有一定的疗效，很少对病人造成伤害，不过，我们仍应以谨慎的态度使用它。毕竟，每种治疗方法在带来疗效的同时，总免不了一定的副作用。这一药理学上的原则也适用于心理治疗。

著名的精神分析学家克里斯蒂安·赖默（Christian Reimer）曾揭露了在长期心理治疗过程中虐待病人的可怕治疗模式。在很长一段时间里，这都是一个禁忌话题。赖默曾引用过一封女治疗师写给她的女病人的信，信中充满了治疗师愤怒的发泄，因为这位女病人中断了长达 10 年的心理治疗。在常人看来，病人完全有理由中断治疗。有时候，治疗师的这种过于自我迷恋的状态可能会导致其对病人实施一些病态的治疗安排。如果治疗师把自己当成病人生活的全部，那么这不是在引导病人走向自由，也就算不上是好的心理治疗。相反地，这种自恋的做法会使病人更加感到束缚和依赖。史蒂夫坚持认为，以解决方案为导向的心理治疗必须包含治疗师对病情提出的解决方法，并应尽可能快地达成疗效。"短期心理治疗是为了令病人获益，而不是为了方便短期治疗师。"——这句话写在赖默的治疗室大门上。

最后一招——通过治疗身体来治愈心灵

争论——精神药物的高光时刻与黯淡时刻

多年前，德国的学者们被问到：在治疗精神分裂症的方法中，哪种方法是正确的？是"药物治疗""药物治疗和心理治疗互相配合"，还是"单纯的心理治疗"？绝大多数人选择了"单纯的心理治疗"。但这显然是错误的。那么，这种对精神药物的奇怪偏见来自哪里呢？

偏见肯定不是来自精神药物本身。即便是作为治疗精神问题代表的心理治疗学派，也已经放弃了在此领域的唯我独尊式主张。人们不得不承认，药物治疗对于某些精神障碍来说是必不可少的。甚至可以说，药物治疗对某些确诊病例有着关键性疗效。对精神分裂症和严重的抑郁症病人来说，尤其如此。然而，令人震惊的是，许多人对此一无所知。这可能导致悲剧性后果。有时可能只是谈话间别人随口说的一句话，比如"别把药当饭吃"，就足以让很多病人感到不安，于是停止服药。后果就是再次患病，有的病人甚至走上自杀的道路。所以，对人们进行精神药物治疗方面的教育是刻不容缓的。

在学习期间，当我第一次对精神病学有所了解时，我也对精神药物持怀疑态度。当时的我认为，对糖尿病、心力衰竭或其他一些身体疾病使用药物治疗，完全没有问题。由于这类疾病的存在，病人的身体无法充分自造一些物质，所以只能通过服用药物来补充。这些药物具有一定疗效，至少能缓解病人身体上的痛楚，帮助病人与疾病更好地相处。

但对当时的我来说，不能理解的是，药物如何能治疗精神疾病和人的心灵呢？当人们开始在心理治疗中掺杂药物治疗时，一种不安感在我心中油然而生。这种化学干预难道不是对病人的一种操纵和剥夺其自由的行为吗？即使病人同意使用药物，医生是否真的可以这么做？也许造成这种胆怯的原因，与古老的"将灵魂与身体严格分开"这一柏拉图式传统有关。不同以往，今天的我们从科学角度认识到了人的心理和身体的相互作用。从整体的角度来看，在心理治疗中使用精神药物并不代表跨越边界，因为本来也就不存在这样的边界。

一方面，我们知道心理治疗对大脑会有什么物理影响。另一方面，人们早就知道大脑中的物理变化会对人产生什么样的心理影响。所以有一点是明确的，即有时候药物治疗对身体上的改善更有效，而有时候心理治疗的效果更明显。当然，在许多情况下，人们会希望可以同时从两种治疗方法中受益。

所以从理论上讲，在心理治疗中使用精神药物没有什么问题。但对还在求学期间的我来说，还是觉得这种做法有点危险。我在培训之初，亲眼看见了一个急性发作的精神分裂症患者的入院过程。这位患者有幻听的症状，经常听到一个声音在对他的行为作出贬低性的评论，并命令他做一些事情。虽然如此，患者的方向感仍旧很好，清楚地知道自己在哪里，还能理智且加以区分地谈论一些话题。但患者像着了魔似的认为，他将会受到迫害，将不得不遭受可怕的折磨，而我们这些人都与追捕他的黑暗势力是一伙的。

这位患者是个数学家，非常聪明。但无论我们怎么努力，都无法说服他摆脱他那可怕的受迫害妄想。而这正是妄想症的特点，人们无法用合理的论证来消除它。如果这样的方法真的可行，那也就不存在对精神病学的驳斥了。因为如果妄想真的能通过论证消除，它就不是妄想了，充其量是一个固定的想法。就像众所周知的那样，飞出去的飞镖是回不来的，没了就是没了。

于是后来，我们给患者服用了神经镇静剂。先是以注射的方式，后来为了见效更快换成了打点滴的方式，再后来换成了口服药片。大约 4 个星期后，患者已经不再有之前的那种妄想，并无奈地问我："告诉我，医生，我怎么可能真的这样胡言乱语？"但当患者的药量稍有减少时，他又出现了轻微妄想，所以患者坚持让我们再次给他增加剂量。很显然，是药物而不是心理咨询使患者能够痊愈。药物并没有限制患者的自由，相反地，患者在服用药物后，又有了自主思考的能力。在这之前，苦于妄想症的困扰，患者无法进行独立自主的思考。

医生若在治疗过程中使用精神药物，必须使其对患者的精神问题起到一定的帮助作用，否则便会成为不负责任的操纵行为。类似于精神分裂症这种情况，对于严重的抑郁症患者，也可以让他们服用抗抑郁药物，来达到治愈的效果。神经镇静剂和抗抑郁药物已有60多年的历史，用药后不会使人产生药物依赖性。而且，现代制剂的副作用与前几代相比要小得多。神经镇静剂具有一定的副作用，例如短期暂时性帕金森综合征（症状表现为身体僵硬、无法行动、震颤），步态不稳，尤其是长期用药后可能出现不由自主的身体行动。因此，医生必须告知患者这种有时非常令人痛苦的副作用。

当然，在有些情况下，医生给患者进行了过多的药物治疗，患者看起来就像是被药物"填满了"一样，或者还有另一种常听到的有点可怕的说法：让患者一声不吭。但实际上，如果正确使用神经镇静剂和抗抑郁药物，患者并不会变得如此沉默。相反地，当精神分裂症患者通过正确的药物治疗摆脱了严重妄想后，他能够再次积极地投入生活。同样地，当严重的抑郁症患者经过药物治疗走出抑郁时，他并没有"被镇静"，而是能够再次充满活力地和其他人进行社交。

神经镇静剂和抗抑郁药物等此类药物在健康阶段也会有预防作用。因此，在很多情况下，精神药物等药品成了治疗某些精神疾病的重要选择。如果在治疗中放弃这一选择，无异于放弃了给患者提供帮助的可能。

当然，一般情况下，如果人们只是对精神药物发泄不满，我也乐意插一嘴。因为现在患者服用最多的精神药物，仍然是我们所说的苯二氮卓类药物、镇静剂和安眠药。其中有些药物能让患者产生很高的依赖性，在某些情况下，只要服用 4 周就会导致依赖性。虽然这些药物确实可以针对"适应症"而开出，即在医学上有理由给患者使用此类药物，它们可以暂时用于治疗严重的焦虑和其他不安症状，也可以治疗明显的睡眠障碍。当然，只有在绝对必要的情况下才能给患者开药。但是这些所谓的"快乐丸"的效力常常被毫无顾忌地错估了。因为从长远来看，苯二氮卓类药物不会让患者真正快乐，而是使他们成瘾。

"医生，这病能治好吗？"我们医生最常从精神病患者亲属那里听到的，就是这个问题。在绝大多数情况下，答案是一个明确的"能"。如今在精神药物的帮助下，一些严重的抑郁症也能被治愈，患者可以恢复到得抑郁症之前的健康状态。甚至大多数精神分裂症患者都可以被完全治愈，或者至少恢复到可以正常从事工作和进行社交的状态。对于我们医生来说，患者的疾病是否能被治愈当然是一个核心问题。医生从始至终的所有努力都必须尽可能地指向患者的痊愈。然而，当医生被问"这病能治好吗？"时，这个问题背后往往带有别的意思。提问者其实并不想知道患者是否真的会好起来，而是想明确知道，患者是否永远不会再得精神病。的确，每个人都认为，当发烧和其他一些症状消失后，流感也就痊愈了。当然，这并不意味着某人一生都不会再得流感。同理，抑郁症和其他精神疾病的情况也是如此。

没人能完全排除患者再次得抑郁症的可能性，但这正是人们希望从精神病学家那里得到确认的。这也就是为什么人们对精神病学家的期望往往比对其他的医生多那么一点。不单单是暂时性的痊愈，人们期望得到一种永久性的痊愈。这就使这个问题变得很棘手。因为对心理治疗师来说，这种意义上的痊愈完全超出了他的能力范围。所以，治疗师对待病患的严肃性表现在他是否能够理智地回答这个热切的问题。正因为是理智回答，所以难免会有一点令人沮丧，因为对所有疾病来说，不管是身体还是精神上的疾病，痊愈都只能是一个令人收获阶段性满意的结果，而不可能意味着永久的成功。有的时候，虽然患者的病情没有明显好转，但他从治疗师那里获得的可靠陪伴，使他能更好地承受这种痛苦。正是在这种时候，治疗师会感觉自己的工作特别有意义。

诚然，可以承认的是，精神科医生这一职业能够给人以满足感。因为他们给患者的治疗不仅仅像把断掉的骨头重新接起来那么直白。他们要面对的是一群受精神疾病困扰、生存内核受严重打击的人。今天，精神科医生可以用相对简单的方法真正治愈这类疾病，或是帮助患者有效减轻痛苦。但在过去，情况可大不相同，人们能做的往往只有等待。那时候负责监督精神病患者的人叫作典狱长，患者们疏于照料。在这样的背景下，有人指出，在过去的几十年里，没有哪一门医学学科像精神病学一样取得了如此大的进步。

今天，再也不会出现将精神病患者永久"驱逐"到某地的情况。

患者在经过成功治疗后，人生中的大部分时间都表现得像大多数健康人那样。得益于现代心理社会学的帮助以及有效的心理疗法，精神病患者所遭受的痛苦大大地减轻了。尤其对那些病情最为严重的患者来说，现代精神药物无疑是一大救星，让他们有可能重拾正常的生活。由此可见，人们经常听到的另一种版本——要么觉得心理治疗都是好的，要么觉得精神药物都是害人的，这种说法完全可以称得上是胡说八道，并且是带有危险成分的胡说八道。现在我们知道，心理治疗和精神药物治疗都能拯救患者于病痛，但这两种形式的治疗也都有一定的副作用。

也许有人会说："反正也造成不了什么伤害。"但这其实是一种致命的误解，因此，心理医生的正确和负责任的用药指示就显得尤其重要。医生可能给患者开出错误的药品，也可能开出的药品剂量过低或过高。所以，精神科的药物治疗既有光彩的一面，也有不堪的一面。

令人震惊的发现——给一位强自我意识的患者下达最后通牒

曾经有一位女患者具有很强的自我意识，我至今还记得她当时对我说："医生，您能保证在我入院后给我进行电休克治疗吗？否则我不愿意入院治疗。"这位女患者有很严重的阶段性抑郁症。而且她先前也有过治疗史，只是其他的治疗方式都不足以帮她摆脱抑郁困扰。在我的医学培训之初，我对电击疗法一直抱有很深的怀疑态度。虽然几乎每一部扣人心弦的医疗剧都会以心脏电击疗法作为救命的高潮，但心理治疗中使用的电休克疗法还是会令大众联想到对患者的虐待和折磨。

那么电休克疗法到底如何开展呢？从前，人们意外地发现，当患者经历突发性的癫痫发作时，精神疾病竟会得到明显改善。在那个几乎没有治疗精神疾病的有效方法的时代，这一发现引起了一时的轰动。因此，大概在90年前，治疗师就想办法用人为的方式把这种癫痫发作用于治疗精神疾病。但是这种方式带有十分严重的副作用，患者经常会在严重的痉挛后伤到自己。

后来治疗师在患者麻醉和肌肉放松的状态下使用电休克疗法，效果显著，也少了很多副作用。这一疗法由此诞生。当患者进入麻醉状态时，对其太阳穴进行短暂电流刺激只会造成患者眼皮的轻微颤动。这种技术性的变化使患者的暂时性记忆障碍有了明显好转。主要是这种疗法的效用真的使人惊异。人们亲眼看到，一个患有严重抑郁症的、带有长时间债务妄想，还总是有种自残冲动的人，在经过几次电休克疗法后，竟然摆脱了抑郁困扰，对自己之前的疯狂举动表示完全不理解，并且轻松愉快地重拾了生活的乐趣。谁要是也能目睹这一切，就会很快消除最初对电休克疗法的质疑。

当然，电休克疗法并不是对每个精神病患者都有帮助，而且只适用于非常少的情况。但是，如果仅仅因为缺乏相关知识而放弃使用这一经过科学验证的方法，这在伦理上是存疑的。如何将电休克疗法的优点和局限性正确地传达给公众，将会成为具有科学素养的新闻行业的首要挑战。这一任务不一定非要落在医生的肩上。

最近，还有一些别的技术层面的操作手段被运用到精神疾病的治疗中，来试图打断患者所遭受的固定的"规律性痛苦"。这些技术手段包括：磁惊厥疗法，其作用类似于电休克疗法；经颅磁刺激疗法，通过磁场来触发患者大脑中的电流；还有迷走神经刺激疗法，即刺激患者颈部的迷走神经等。这些刺激疗法首先被用于治疗严重的抑郁症患者，除此以外的其他疗法往往对他们起不到什么作用。

对患有严重抑郁症的人来说，即使是简单的缺乏睡眠也会导致其情绪波动。其实非抑郁症患者也能对这一点感同身受，例如，一个不眠之夜会导致一个有起床气的早晨。但情况绝非总是如此。我在学习期间就有过一次相关经历。当时我必须完成一篇学期论文，不用多说，肯定是在相关学术讨论课的前一晚。所以我整晚都没睡，做了充分的准备。但令我感到奇怪的是，我竟然丝毫没有倦意，反而很兴奋。然后，当教授在他的介绍性发言中出现错误时，我听到自己用愉快的语调不假思索地大声说了句："错了！"讨论课的所有学生都在震惊中愣住了。我立即意识到自己的失误，然后顺着刚才说的话嘀咕了几句。幸运的是，教授很仁慈地忽略了我的出言不逊。看来，睡眠不足确实没有什么好下场。

这种由缺乏睡眠而产生的影响也能被用于治疗抑郁症患者。患者通常在夜里一点半被叫醒，并需要想办法保持清醒。有时，患者在第二天表现出好转迹象，这就像是几周来的第一缕希望，让人们看到了真正意义上的胜利的曙光。说到光，它其实也能被当作一种治疗剂来使用。人们发现，患有季节性抑郁症的人，他们在黑暗无光照的季节中会变得情绪低落。将患者置于光线明亮的环境下，有助于改善他们的抑郁症状。除此之外，还有一些别的措施也能帮助患者达成一定疗效。

可见，精神科医生是多么锲而不舍地想方设法帮助患者减轻病痛。谁要是像这些医生一样，整日被抑郁症患者那充满疑虑的眼光注视着，那么他也会想要伸出援手，找出更快、更有效的方法来帮助患者。正是这些富有同情心的医生以及相关人士，推动了精神病学的持续发展。

但照顾精神病患者的不仅仅是精神科医生，还有心理治疗师、护士和护理人员，就患者的福祉来看，他们对患者的照料比主治医生的作用更重要。毫无疑问，音乐疗法、艺术疗法、工作疗法以及体育和运动疗法，甚至是物理疗法，对患者的康复也能起到非常重要的作用。通过这些治疗方式，患者能够再次体验到所有感官被唤醒的主观能动性，而不仅仅是被动地遭受疾病的折磨。

工作疗法对精神病患者来说尤其重要，因为对于一个可能数月或数年都没有创造任何社会价值的人来说，能生产出别人愿意花钱购买的东西，这会带来极大的成就感。在精神病学的药物时代到来之前，工作疗法是首个可持续的有效治疗方法。此后，这一疗法以高度专业的方式得到了进一步发展。于是，在工作疗法的帮助下，现代精神病学拓宽了想象空间，为精神病患者铺设了成功的就业之路。我们都知道，工作不仅能提供成就感，还为我们带来了重要的社会交往。

于是，尼采对健康的定义再次具有了时代意义。不同于所有对健康的乌托邦式幻想，尼采以清醒的现实主义对健康加以定义。他认为，健康是一种"病"得刚刚好的状态，在这种状态下，人们能继续从事基本的工作。为这样一个目标而努力是一件很有意义的事。

第 3 章

蓬勃发展的心理学

——诊断与疗法的百科全书

01

当大脑受损时

——轻敲后脑勺可不会提高思考能力

到这里为止，心理学的工具和手段都已介绍完毕。现在，可以开始详细讲解心理诊断和一些疗法了。根据上文内容，我们已经知道了如何区分真正的病情诊断。治疗师对患者的诊断并不是真理，它只是一种"暗号"，有助于治疗师选择适合患者的疗法。另外，我们还知道，所有精神问题都可以用不同的视角去看待，而任何一种视角都不意味着事实真相。我们还提到了心理疗法的意义所在以及它可能的荒唐一面。由此，我们对常见的心理疗法过程有了大概的了解。现在我们所要做的，就是将这些关于心理诊断和疗法的基本知识，运用到广阔复杂的精神问题领域中。

论如何抓住变色龙——侦探工作

在我面前坐着一对结婚多年的夫妻。很明显，原本幸福和睦的家庭已经支离破碎。坐在一旁的丈夫愁眉苦脸，像被愁云笼罩。妻子几乎背对着他，看都不看他一眼。妻子一脸的厌烦，自信中夹带着气势汹汹的神气。妻子强调说，他们是为了她的丈夫才安排了这次心理咨询。我满怀期待地看着面前坐着的这两个人，但是谁都不开口说话。最后妻子忍不住了，嘀咕道："你倒是说话啊！我们还不是为了你才来这儿的！"于是丈夫开口道："医生，和您说，我的妻子认为我有酒精成瘾症，必须采取点措施……没错，我有时候是会喝点酒……""是经常喝酒！"妻子的嘶吼声从角落传来，她生气地补充道："简直喝得太多了！"

作为治疗师，像这种情况我见得够多了。面前的这个酒鬼，长时间来一直将他的妻子蒙在鼓里，而妻子也一直在保护这个可怜的傻瓜，直到某天到了忍耐的极限。我脑海中早就浮现了戒酒中心量身定制的单人床，又或者是戒酒自助组织，也许长期心理咨询也是个办法。不管怎样，总有一种适合的解决方案。因为在我看来，这次咨询就是个常规案例。

我请求这位妻子先到外面等一会儿，我得给她丈夫做个身体检查。身体检查属于精神疾病检查的例行项目。于是我发现，在检查她丈夫的肌肉反射状况时，他的左半边身体的反射增加了。我事先想到了所有可能的情况，但这一结果真的出乎我的意料。即使经过多次检查，结果仍然一样明了：丈夫的左侧身体反射增加了。这暗示了他的右脑中正在发生某种器质性变化，由此导致了这一结果。在先前的咨询中，不管是患者本人还是他的妻子，都没有给出任何有关这方面的线索。这位丈夫既没有行走方面的障碍，也没有其他异常情况，他看上去好得很。

如果在以前，眼下这种情况就会变得很棘手。因为以前通过正常的 X 光检查，医生只能看到骨头，看不到软组织，所以也就看不到大脑内部。今天，幸运的是，我们可以通过一种复杂的 X 射线技术，即电子计算机断层扫描（CT）来对大脑进行检查。更精确的还有磁共振成像（MRI），借助它，医生可以看到患者大脑内部的细枝末节，就像在看解剖图一样。现在，这种借助仪器的检查不会对患者造成多大伤害。于是，我马上安排这位患者做了脑部扫描。然后，我在扫描图上发现，患者的右半脑长了个可以明显分辨的肿瘤。

在询问了夫妻两人后，我才知道，原来患者早在半年前就有了行为上的奇怪转变。妻子说，不知为何，感觉丈夫不再是原来的那个他了。他变得更加健忘，有时甚至失去方向感，不知道自己身在哪里，因此在工作上也随之出现了一些困难。但丈夫把这些困难归咎于阴谋论。后来他提前退休了，这意味着他有更多时间待在家里。于是妻子就让他多参与家务劳动，例如，让他负责出门采购。过去，他一直很乐意做这件事，但现在他总是会忘记采购一些东西。妻子将丈夫这种不寻常的丢三落四的行为归咎于对她的不重视以及对家庭任务的轻视，于是他们为此吵架。

在此之前，丈夫从来不过度饮酒，但现在他几乎每天晚上都要喝几瓶啤酒。他也没了工作，一直很和谐的婚姻就这么匪夷所思地陷入了危机，而只有酒精能让他稍微平静下来。不仅如此，啤酒还有一个令人感到舒适的附加效果——几个月来令他饱受困扰的头痛症，终于在酒精的作用下第一次得到了缓解。但是长此以往，酒精的摄入并没有使他与妻子的关系得到改善。现在酒精问题反而成了引发夫妻俩矛盾的又一个话题。丈夫几乎不再理会妻子，拒绝做她要求的事，并且直到现在还一直在酗酒。在与妻子发生争吵后，丈夫更是增强了对啤酒的依赖。这样的恶性循环似乎一点被打破的希望都没有。于是，在经历了 30 年和谐美满的婚姻后，妻子威胁他要离婚。他感到很绝望，所以就听人劝说，来看了心理医生。

症结在最后一刻显现了。肿瘤虽然不是癌症，但从长远来看，任何在脑颅内生长的瘤体都有致命的后果。因为颅腔是封闭的，肿瘤的生长需要空间，也就不可避免地会压迫大脑。最初这会导致头痛，伴随一些无法具体说明的精神症状，还会导致注意力不集中和方向感障碍。然后某天患者会开始感到成倍的疲劳和嗜睡，再后来就会出现昏迷的情况，甚至最后以死亡收场。

在确诊后，我的这位患者被立即转到神经外科，接受开颅手术。医生切除了他脑内的肿瘤。后来，患者的精神状况有了明显的改善，他的注意力不集中问题得到了解决，方向感再次变好。他已不需要靠喝酒来麻醉自己，最重要的是那折磨人的头痛已经完全消失了。神经外科医生的手术刀一下子就治好了患者奇怪的性格变化和记忆障碍，连他的婚姻危机和酗酒问题也迎刃而解。不仅是患者，连他的妻子也欣喜若狂。几十年的和谐婚姻经受住了考验，正因为这段关系能提供足够的力量，他们才能度过危机。

上面这个例子清楚地表明，我们永远不应该忘记人类大脑的存在，和其他器官一样，大脑也是一个器官。大脑器官的受损可以像变色龙一样有误导作用。一些脑器官受损导致的精神疾病看上去就和其他精神疾病一样，然而这是种具有欺骗性的"模仿"。例如，脑肿瘤产生的不良后果就类似精神分裂症、抑郁症、躁狂症、成瘾症或任何其他精神疾病的表现。但同样的症状也可能由脑出血、脑炎、脑中毒或任何其他只对大脑产生间接影响的身体疾病引起。

当然，身体所释放的一些预警信号不仅表明心理问题的出现，还能提醒我们，作为身体器官的大脑也受到了严重影响。人类的进化早就考虑到了这一方面，因此我们的大脑被包裹得如此之好。可以说在大多数情况下，大脑是我们全部的骄傲。但作为思维器官的大脑十分脆弱，甚至是过于敏感的脆弱，而且大脑对于其受到的伤害的反应并不特别聪明，甚至是相当简单乏味的。

大脑根本无所谓所受到的伤害是殴打、擦伤、中毒还是其他无礼的待遇。受损伤的大脑虽然会引起各种各样奇怪的精神现象，但在本质上，它作出的反应是单一的。如果人们突然或者经常性地迷失方向，不再知道自己身处何方以及当下的具体日期，不再清楚自己处于何种情况，然后慢慢变得嗜睡，直至最后陷入无意识状态，那么这就是急性器质性精神障碍的典型表现过程。大脑也在劫难逃。

不管是大脑中出现肿瘤还是脑出血现象，又或是血糖过高或过低，再或者是用药过量导致的脑中毒以及酒精有时会带来的不良后果，这些情况都可能会导致患者迷失方向、嗜睡和昏迷。但人们往往需要有针对性地在患者身上寻找这些迹象。要是一个精神分裂症患者突然间找不到自己的家了，那么他很可能没有精神分裂症，或者不单单只有精神分裂症，而是他的大脑还多了一重损伤。因此，患者需要尽快接受检查。如果一个抑郁症患者变得越来越嗜睡，那么这就不是我们熟悉的抑郁性无精打采。他可能是企图通过服用过量药物来自杀，这种抑郁也可能是由激素紊乱或脑出血这些以前被忽视的问题引起的，还有一种可能的情况就是脑肿瘤。

所有这些器质性精神障碍，或者用曾经德国精神病学中的说法，即有物理根据的精神疾病，通常都不是由精神科医生来治疗的。但医生必须做到尽快识别这些精神障碍，然后第一时间将患者转介给适合的专家进行医治。例如，交给能够成功进行脑瘤或脑出血手术的神经外科医生，交给能够对激素紊乱进行专业处理的内科医生，或者交给能够有效治疗中毒症状的重症监护专家。

然而，至关重要的还是对患者进行正确的诊断。当面对一个因低血糖症而变得神志混乱直至失去意识的患者时，医生要求担忧的患者家属暂时离开病房，然后给患者注射糖分，患者随即就醒了过来。于是医生把惊呆了的家属再次请进病房。这可以说是每个精神科医生职业生涯中的高光时刻了。这虽然是一个相对简单的诊断和治疗过程，却能产生显著的效果。当然，事情并不总是如此戏剧化。例如，有一个与抑郁症斗争了几个月的患者，被诊断出患有甲状腺功能减退症。当甲状腺功能恢复正常后，患者的抑郁症也就消失了。

紧急问题——令大脑反感的东西

上面提到的这些精神问题都有对应的生理上的原因。这些问题可能是急性的，也可能是慢性的。慢性疾病是指永久性疾病，急性疾病是指像脑震荡这种问题，也包括对头部的敲击，这会导致受伤者陷入几分钟的无意识状态。与普遍看法相反，后脑勺受到轻微打击并不会提高思考能力。我们的大脑反而会对此作出不良反应，甚至会因此暂时停止思考。当受伤者再次醒来时，会经历几分钟的方向感迷失，这是急性器质性精神障碍的表现。然后他会带着一些恶心和浑身不舒服的感觉重新回归正常生活。有时候，这种对脑部的外部打击会给大脑留下微小的永久性损伤，可以通过 CT 清楚地看到这一损伤。

当年，我的教授用一个现场实验向学生们解释了头部受到打击后产生的压力波现象。教授让我们把头骨想象成一个洗脸盆，当头部受外部打击时，不仅会在受打击的一侧，同时也会在另一侧留下永久性损伤。受伤者在这种情况下的昏迷时间将超过一小时，并会随后经历更长时间的方向感迷失。从犯罪学的角度来看，这种情况很值得细品。因为当某人脑部受重创后，他通常不会记得自己昏迷过，而且也不再记得迷失方向这一情况。所以，当事人不管在这种状态下作出什么行为，都不是自己的责任。只从外部来看，外行人不一定能认出这种症状，因为它基本上是暂时性的，所以也被称为"间歇性综合征"。

甚至还有所谓的"定向性半清醒状态"，患者在这种状态下看起来很有方向感，但是事后还是什么都记不起来。试想，当患者在这种半清醒状态下，杀死了一直令他讨厌的邻居，这就产生了一个棘手的问题。人们究竟是否应该相信患者说的"我什么都不记得了"？还有一种真实发生过的情况，患有间歇性综合征的人在遇到严重车祸后，由于方向感错乱而在邻近的森林中迷路了，最后受了严重的伤。顺便提一下，如果患者先是在脑震荡后醒来，然后又变得昏昏欲睡，那么这绝对预示着一种紧急情况。患者很有可能在脑震荡过程中出现脑出血，他的大脑正因此遭受挤压。

中毒、代谢紊乱、太热引起的中暑或大脑发炎也会引发急性脑器质性疾病。我们常说的脑膜炎确实是一种"脑膜炎症"，但实际上大多数情况下大脑本身也会受到影响，这就是所谓的"脑膜脑炎"。还有一种情况是纯粹的脑炎，也就是单纯的大脑炎症。这种严重的脑疾病通常是由细菌或病毒造成的。在极端情况下，患者会出现方向感错乱、嗜睡和昏迷的情况。这种时候，患者可以通过服用抗生素来抵抗细菌，或服用抗病毒药物来控制病毒的扩散，这些都是能够拯救生命的疗法。最近，与可导致精神疾病症状的大脑自身免疫反应有关的领域有了令人鼓舞的发现。

100 年前，精神病院的很大一部分患者都患有渐进性瘫痪。这是慢性梅毒的末期症状表现。当时，在抗生素时代到来之前，作为一种细菌性性病，梅毒是无法被真正医治的。正如前面提到过的，尼采就是死于这种疾病。他智慧的光芒被这一严重的脑器质性疾病所吞噬。

像这样的急性脑器质性疾病并不罕见。要是把酒精中毒也算在内，也许每个人都曾在某个时候经历过这种急性大脑器质性压力。然而，这种现象不仅会由故意饮酒引发，即使在没有酒精摄入的情况下，也会不经意地发生。我的一位女同事因为膀胱感染而服用了一种现代抗生素。虽然身体不适，她仍坚持值夜班。在第二天早上的医生会议上，她报告说，自己在晚上出现了一些有趣的幻听现象。她听到了一些根本不存在的人声。幸好她能以幽默的方式看待这种现象，但她后来就停止吃药了，因为这一切其实并不像听上去的那样有趣。

有一天，医院收治了一位老年患者。他本人的精神状态良好，但他的亲戚却非常担心。因为几个星期以来，患者一直说能在他公寓的墙上看到有张黄色的照片，而实际上那面墙上根本没有挂任何东西。后来我们发现这是由过量服用心脏病药物引起的，于是我们给他减少了药量。之后，患者也就看不到墙上的照片了，亲戚们都松了一口气。但患者却抱怨说，没了照片，他的生活失去了色彩，那些黄色的照片曾经是那么的美丽。所以，在不得已的情况下，亲戚们买了一些彩色的图片挂在墙上，让那光秃秃的墙壁稍微显得吸引人一些。

作为思维器官的大脑不只是在脑出血的时候才会有通常的"被激怒"反应，在血液供应暂时不足时，大脑也会"罢工"。这时候患者将会陷入无意识状态。但这并不总是突然发生的，有的时候会表现为间歇性综合征的样子。患者可能会出现视觉、听觉或场景幻觉，同时还可能出现一种伴随着愉快感觉的光感体验。这种状态有时会在癫痫发作前后出现，患有癫痫的陀思妥耶夫斯基对此进行过描述。另外，这种体验也可能发生在患者的心搏骤停期间。今天，大家比较流行把心搏骤停称为"临床死亡"。这可真是在胡说了。因为以今天的医疗技术来看，心搏骤停与死亡毫无关系。"死亡"代表不可逆转地结束生命，而在今天，医疗技术可以比较迅速地使骤停的心脏复苏。心搏骤停只意味着暂时性的大脑供血不足。

还有一个与"临床死亡"这个被大肆渲染的词相关联的现象就是所谓的"濒死体验"，它已经被一些人用来大做文章。这些有过这种"濒死体验"的人，揣着"我经历过死亡，它很美妙"这样的座右铭，把他们明白无误的间歇性综合征打造成在永生世界的奇妙探险故事来贩卖。

当然，每一种非凡的经历都可能使我们深受触动，然后开始深刻思考生命的意义。所以这样的"濒死体验"也能以一种令人愉悦的方式让人从枯燥的日常事务中跳脱出来，给生活注入活力。从科学的角度来看，对濒死体验最合理的描述就是因大脑供血不足而导致的后果，仅此而已。

慢性烦恼——阿尔茨海默病

急性器质性精神病患者在确诊后往往会被转移到其他医学科室，而那些在积年累月间病情加重的慢性疾病患者，多数情况下只能持续接受精神病治疗。像这样的慢性疾病有很多，它们反复损害着患者的脑器官，包括一些遗传性疾病，如亨廷顿舞蹈病，患病的人会不自主地作出舞蹈般的动作，并会表现出精神上的障碍。然而，也有一些疾病是后天慢慢形成的，如科萨科夫综合征，有多年过度饮酒史的人最容易得这种疾病，患病者通常会表现出严重而持续的记忆力障碍和方向感障碍。

在公众眼中最能引起轰动的是阿尔茨海默病。这也不足为奇，因为它是所有慢性器质性精神疾病中最常见的一种，也是未来几年国民经济将要面临的最大挑战。

当我刚开始从事精神病学工作时，阿尔茨海默病是一种所谓的"老年前期性痴呆症"，即在 65 岁之前才会出现的病症。在未发现其他原因的情况下，所有发病年龄较高的痴呆症都被认为是"老年痴呆症"。阿洛伊斯·阿尔茨海默（Alois Alzheimer）发现了痴呆症患者的脑细胞内部和外部的特征性变化，因此人们以他的名字命名这一疾病。

当然，只有在患者死后进行尸检时才能确定这种细胞的病变。所以，那个时候对阿尔茨海默病的诊断是一种带有排除和推测性质的诊断。在怀疑患者有阿尔茨海默病之前，必须排除其他所有可能的脑部疾病。20世纪80年代，人们发现几乎所有65岁后出现的老年痴呆症，都具有与65岁之前的痴呆症相同的明显特征。于是，这位来自慕尼黑的神经病理学家阿洛伊斯·阿尔茨海默，在自己去世几十年后，对痴呆症领域产生了深远影响。

痴呆症表现为在生命的某个阶段出现的脑部器质性障碍，首先表现为智力障碍，其次也表现为注意力障碍、感知迟钝和记忆力下降，以及时空感的缺失和情境感受能力上的障碍，甚至最终患者连自己都无法辨认，不再知道自己是谁。通常来说，痴呆症会逐渐恶化，因此患者的智力水平会越来越糟糕，这也构成了痴呆症的核心表现。最后，患者在没有帮助的情况下将无法再继续他的生活。

即使在今天，要诊断某人患有阿尔茨海默病，还是先要排除许多其他可能导致痴呆症的原因。但实际上，我们可以从患者的脑脊液中找到可以确诊的明确迹象。这确实是最常见的一种痴呆症，因此，那些患有痴呆症最初症状的人会担心，这一症状将不可避免地沿着它命运般的轨迹进一步发展恶化。但痴呆症也有可逆的形式，有些痴呆症是可被治愈的。

有一天，一位讲究的老太太在自杀未遂后被收治进医院。那时她已经出现了痴呆症的最初症状——她在养老院里找不到自己的房间，记忆力迅速下降，于是她陷入了绝望。现在，服药自杀未遂也让她觉得无比尴尬。她的亲属十分担心，不知所措。我们给她进行了常规的痴呆症诊断，包括 CT。最后发现，原来她脑中有我们所说的"正常压力脑积水"，脑脊液被堵塞，导致大脑被压迫，所以老太太出现了阿尔茨海默病的所有症状。但事实是，她并没有真正得阿尔茨海默病。于是，我们把她送到神经外科医生那里，医生疏通了被堵塞的脑脊液。几个月后，老太太完全恢复了方向感，不再有任何痴呆症的迹象，还再次找回了她的幽默感。大约 10% 的痴呆症是可以逆转的。

而阿尔茨海默病的发展是一个持续恶化的过程。如果某种痴呆症的发展进程更多呈现为阶段式跳跃，那么它通常是血管性痴呆症。这是由脑血管受损导致的轻度中风，即大脑的某些区域突然被切断了血液供应。当对脑细胞停止血液供应超过 3 分钟，它们就会无可挽回地死亡。如果这种情况发生在大脑的许多部位，就会出现所谓的"血管性痴呆"。

这一诊断可以通过脑 CT 图上的许多"小洞"状物象来识别。血管性痴呆的这种跳跃式发展，于患者自身来说，大多数情况下感受到的是一种连续性发展。这种自我感知是相当痛苦的。就像其他所有痴呆症一样，患者需要的是充满爱意的陪伴，这一点特别重要。我们要尽量确保患者能够长时间地待在自己熟悉的环境中，还要为他们提供合适的参考指南和记忆辅助工具。然而最重要的是，要给患者亲属提供相应的帮助。比起痴呆症患者本人，他们往往会遭受更严重的影响。

许多其他慢性脑部疾病也会引发痴呆症，例如，帕金森病，即震颤性麻痹；还有上文提到过的亨廷顿舞蹈病，它几乎总是会引发痴呆症；另外还有相对局部的脑退化疾病，如皮克病，主要影响大脑前额叶，患者时常会有强烈的情绪爆发。然而，阿尔茨海默病是迄今为止最常见的，约占所有痴呆症患者的50%，而血管性痴呆症的比例约为10%。对于这些形式的痴呆症，目前还没有真正的治疗方法。但与此同时，对处于痴呆症初期阶段的患者，已经有一些药物可以延缓其病症的发展进程，并有轻微改善作用。此外，对于一些老年患病人群，保证他们的身体处于较稳定的状况十分重要，包括心脏、血液循环和肾脏功能等方面的正常运转。这同时也能大大改善患者的精神状况。有时候，仅仅是确保晚上能睡个好觉就能有奇迹般的效果。

这种对生活质量的重大提高要求不禁让我们想到，痴呆症所提出的问题，与那些狭义上可被治愈的疾病截然不同。前者所涉及的是人类基本的核心问题。一般来说，人们在生命的最初和末尾阶段都需要别人的帮助。这其实不是一件坏事，它体现了人类生存的一种友好特性。而仅仅将这一事实当作疾病来看待，其实是荒谬的。在我们的生命之初，没有人会将这种对外界帮助的依赖与疾病联系起来。但是，到了生命的最后阶段，这种不可逆转的个人能力的下降就势必与某种疾病脱不了干系。可是，事实果真如此吗？真的可以用"疾病"一词来一概而论吗？

有些人在生命的最后阶段尽管体能下降，但精神状态仍然很好。某些老年机构常常把这类人当作小孩子来对待，这让他们觉得很痛苦。我认识一位受过高等教育的社会学家，她在高龄时患上了帕金森病。虽然身体上需要别人的照顾，但她的神志完全清醒。她认为养老院强行安排给她讲童话故事的这种做法，很不尊重人。但她还是很体面地忍受了工作人员的这种幼稚行为。

反观痴呆症患者，他们的情况恰恰相反。痴呆症患者的体能往往惊人的好，但他们的精神能力受到了限制。对正常人来说，在人生旺盛期令他们引以为豪的心智能力会在生命的最后阶段面临衰退。这些能力包括能够快速进行计算、逻辑推理和适应变化的环境。在今天看来，计算机在这些方面的能力早已凌驾于人类之上。但人类拥有的真正能力，比如爱、信任、温柔待人、怜悯、感恩、仁慈、团结和快乐的能力，以及在意识到人生每一时刻的不可重复性后，仍然继续快乐生活的能力——这些人类的内核能力，即使在痴呆症患者身上，也会保持很长时间。

许多年轻经理人能够对时间和地点作出准确定位，也对当下的股票市场价格了如指掌，但他们也许忘了，家里还有一个爱他的妻子和需要他的孩子。晚期的老年痴呆症患者则几乎把一切都忘了，他们不再对时间和地点有正确的感知，他们唯一记得的就是家里还有爱他的妻子和孩子。其实，与给予他人帮助一样，能够接受来自他人的帮助，也是人类宝贵的品质。然而，并不是每个正常人都能做到这一点。

痴呆症患者和正常人——某种近似

于是，阿尔茨海默病患者其实让所有正常人看到了生活中真正重要的东西。正常人的生活被繁忙的日程填满，他们匆忙地度过每一个不可重复的日子，忘记了当下的时刻。因为在他们的想象中，生活只包括已经发生的过去式和仍需完成的未来式。而痴呆症患者虽然忘记了过去，也不会去计划未来，但他们提醒我们所有人，生活只发生在当下的此时此刻。有些痴呆症患者已经能与他们的疾病达成和解，继续满足地生活着。当然，这离不开亲属的帮助和专业机构的服务。

即便如此，痴呆症患者总会面临一些困难的情况。但就算是正常人，也会在生活中遇到问题。在正常人眼里，痴呆症的可怕之处主要在于人们所持有的固定观念，即好的生活意味着人们总是对一切都有掌控感。但以此为人生目标未免太不明智，因为即便在没有痴呆症的时代，这也是很乌托邦式的想法。人类总是不可避免地处于某种依赖关系中。

有的时候，与痴呆症患者的对话就像是闲聊，聊不出什么结果。但难道生活中的每件事都必须有结果吗？对于古希腊人来说，闲情逸致才是生活的高潮。古希腊人过着悠闲自在、漫无目的的生活，但正是这种日子才显得格外有意义。不以追求某种短期目的为目标的谈话，才有意义。而想进行这样的谈话，对那些视时间为金钱的焦虑的正常人来说，几乎不可能。实际上，我们当下感知的时间是无价的。因为它不可复制，也就不可挽回。痴呆症患者刚好提醒了正常人这一宝贵的见解。

与痴呆症患者的相处其实可以比与正常人相处来得更愉悦舒服，前提是他们情绪稳定，没有受到任何形式的刺激。他们从不欺骗他人，也从不撒谎。就算他们说的话不属实，也从不会带着恶意。他们不会行报复之事，也不会感到压力，觉得非要创造些什么东西，因为对他们来说，只有生活在当下才是意义所在。但这并不是说患上痴呆症的人就是幸运的。没有一个痴呆症患者的亲属会这么觉得。但痴呆症也不单单意味着人生的终结，有时反而能照亮真正的人性。

我认为，人们不应该总把痴呆症当作一种负担，或是将它作为一个护理问题来讨论。我曾参加过一个谈话节目，当时贝蒂娜·蒂特金（Bettina Tietjen）介绍了一本很有趣的书，那本书与她那可爱的痴呆症父亲有关。我在节目中说："我会为自己得了痴呆症而感到高兴，因为这样一来，我就会忘记所有的烦恼，还会有好心的人来帮我。"当然，在说出这话之前，我征求了妻子和女儿的同意。毕竟如果我真得了痴呆症，辛苦的人是她们。

特别是在刚开始时，痴呆症的发展会让身边的每个人都感到痛苦。当患者的记忆力下降时，最典型的症状就是很容易忘记刚发生的事，这时候就会出现很尴尬的情况。比如，痴呆症患者把物品放错了地方，却指责别人偷了他们的东西。患者会失去对日常事务的把控，最初体验到的痛点就是独立能力的丧失。患者往往会在初始阶段表现出抑郁的反应，亲属们也不得不耗费精力来适应这种全新的情况。

但实际上，许多患者很快就发展出了非凡的能力来巧妙应对这种困境。我仍然清楚地记得，在医学院期间，应一位医生助手的要求，我们在一家大学的精神病院，对一位大约50岁的患者发起询问。当时我们有6个人，带着旺盛的求知欲，试图照着医学这门艺术的所有规则来探索眼前这位患者。这位患者态度友好，欣然地告诉我们他是一名工程师，并和我们说了他曾在哪里学习过、有什么样的爱好。最后，他谈到了自己的婚姻，并坦诚回答了一些问题。

于是我们就针对他的婚姻问题继续提问，因为我们主攻精神病学的经历让我们理所当然地觉得精神病学主要就是围绕一堆问题展开研究。结果我们发现，患者的妻子十分强势，这使他感到自己没有被重视。在近一小时的谈话快结束时，病人礼貌地感谢了我们所做的这番详尽访谈。于是我们再次回到助手那里，他饶有兴趣地询问我们在这次与患者的访谈中发现了什么。

我们十分确信这是个典型的婚姻问题。大家都纷纷热切地贡献出自己的观察。但我们越是穷尽所学、情绪高涨地援引术语，医生助手的反应就越奇怪。他既不表示赞同，也没有反对的意思，只是露出了耐人寻味的微笑。当我们兴奋地做完报告时，助手冷静地问我们，是否还注意到了别的什么。我们回答没有。然后他邀请患者进诊疗室，友好地与他打招呼，并寒暄了几句。接着，助手随口问了一句他们现在身处哪里。患者很自然地回答说，在一家酒店。我们都被吓了一跳。所有人都知道我们是在医院。然后，助手继续友好地向患者提问。结果，患者不知道目前在任的总理是谁，也不知道现在是何年何月，他以为我们是记者。最后，助手礼貌地结束了与患者的谈话。

患者与我们道别。我们就像丧气的落水狗一样坐在略带微笑的助手面前。在之前那一小时的访谈中，患者通过使用一些常见的套话和小故事，成功把我们蒙在鼓里，让我们以为他没有患上痴呆症。但患者显然还能调动以往的记忆。当被问及他多大年纪时，他回答说自己是 1927 年生人。我们当时没注意到，他其实根本没回答这个问题。当然，作为痴呆症患者，他也不可能给出正确回答，因为他根本不知道现在是哪一年。于是他使用了痴呆症患者中常见的伎俩，也就是只说自己的出生年份。因为对他来说，这在旧的记忆中仍然可以很容易地检索到。

通过这种方式，痴呆症患者可以在长时间内骗过那些事先不知情的访客。有时候这会造成一些问题。比如，一些猜忌心重的远房亲戚，远道而来探望家中患老年痴呆症的祖父。一家人都献身到对祖父的照顾中，但这些亲戚却怎么也不相信祖父心智上的退化和患老年痴呆症的事实。

亲戚们一口咬定"老年痴呆"的说法是中伤，家人们只是想把祖父的钱弄到手。而祖父也确实有着"出色的记忆"，因为他还能记得战争时期和早年间的各种细节。没错，痴呆症患者的典型特征是，他们调动旧有记忆的能力有时似乎比正常人还要好。可是到了第二天，患老年痴呆症的祖父可能已经完全忘记了前一天亲戚们来探望他这件事。这就是问题所在，老年痴呆症患者无法保留对日常生活来说十分重要的新的记忆。

这种记忆和定向障碍对患者来说是很尴尬的。因此，我们要给予他们特别的尊重，这显得格外重要。作为学生的我们，面对眼前严重的痴呆症患者，见证了他是如何只能保留几秒的记忆，如何把刚刚才说过的话立刻就忘了。很明显，患者对被问及的问题感到非常尴尬。当谈话结束，患者离开诊疗室后，我们几个学生开始讨论，这种将一个人置于如此难堪的情境下的做法，在伦理上是否合理。

老师平静地回答说，患者也很快就会忘记这种尴尬的。但老师的话并没有说服我，因为在我看来，一个人是否还能记得他被迫遭受难堪的对待，与道德判断并无关系。不管怎么说，这个人都在他生命中无法挽回的时刻，非自愿地经历了对他来说显然极度不愉快的情况。

所以，在与痴呆症患者打交道时，我一直努力做到掌握分寸、善解人意，从了解患者的病史开始就努力奉行这样的原则。有些精神科医生在治疗的一开始就询问患者日期、所在地等最基本的问题。在患者眼里，这就像是从一开始就质疑他们的神智水平。但这些问题又是十分重要的，正如我们在之前的例子中看到的那样。医生不能因为对患者的过度礼貌而妨碍医疗进程。所以，我的习惯是，在与患者的谈话过程中不经意间地嵌入这些基本问题。有一次，一位看上去很高雅的疑似患有痴呆症的老太太被送进医院。在与她的谈话中，我随口问了一句："哦，不好意思，您能不能告诉我今天是几号？"老太太很快就说出了正确的日期，并笑着补充了一句："医生，您有时候也会犯糊涂，是吧？"看，礼貌也是有代价的。

当然，还有其他比较有意思的情况也需要我们用尊重的态度来对待患者。曾经有位牧师，一直忘记了自己早已不是牧师这一事实，仍旧兴高采烈地准备做弥撒，尽管他的继任者早就接替了他的位置。还有一位患有痴呆症的主任医师，干脆被允许在主任查房时和其他医生同事一同前往，因为很显然他喜欢随同查房。比较可怕一点的情况是，当痴呆症患者忘记自己已经离婚的现实时，他会让经常来看望他的前妻陷入一种麻烦的境地。

还有一次，一位患者把同样是痴呆症的病友误认为是他的妻子，并引起了一些摩擦。遇到这种情况，医生需要用敏捷的智慧和想象力来应对，有时候也需要一点适当的幽默感。如果所有关心痴呆症患者的人总是带着一本正经的任务意识去执行他们对患者的照料，实际上这对患者并不有益。我们必须在此过程中始终做到尊重患者，最重要的是永远不说假话，这也属于尊重的一部分。

精神科医生在对患者的诊断中扮演着不可或缺的角色。但实际上，他们能提供给痴呆症患者的帮助并不比经过专门培训的护工多，后者在照料患者方面往往是更好的专家，如专业的社会工作者、职业治疗师和物理治疗师等。当然，痴呆症患者的亲属是最重要的角色，他们为患者作出了巨大的牺牲，甚至到了筋疲力尽的程度。在患者仍能认出亲属的阶段，他们对患者来说是不可替代的。但正是因为这样，亲属们不应该过度消耗自己，而是要注意积蓄力量，像长跑运动员那样合理利用这种力量。

我不止一次遇到过这种情况，本来总是那么和蔼可亲的丈夫，在患上老年痴呆症的初期，对妻子态度恶劣、反应过激。我还记得曾经有位妻子含泪和我诉苦，说道："我们结婚50多年了，婚姻一直很幸福，因为我有个如此善良的丈夫，可是现在他却打我！"然后我向她解释，在这种情况下，痴呆症患者最亲近、最爱的家人往往最容易成为攻击对象。因为患者在面对他们时，为无法表达自己真正的意愿和做真正想做的事而感到无比难堪和痛苦。

我一直很钦佩痴呆症患者的家属，他们能够一天 24 小时陪在患者身边，即便在连幽默都无济于事的时候，也能够做到不离不弃。但同时，他们也在为自己深爱的人正在慢慢离去而感到悲伤。家属们还会无缘由地自责，觉得自己做得不够多，没有对患者表现出更多的平和姿态和理解。我经常和家属说，如果患者最终住进养老院，他们不必为此心怀愧疚。因为通常来说，由训练有素的护理人员来照料痴呆症患者，患者经历情绪爆发的可能性要小得多，而且家属也能因为卸下了担子，能以更轻松的方式和患者相处。

专家们早就指出，减轻家属的负担以及对他们给予支持可以起到至关重要的作用。老年精神病学中心承担了这方面的任务，为照料患者时可能出现的所有问题提供全面支持。这使病人及其家属能够从诊断的那一刻起，就开始为他们之后的生活做一个中期规划，这样就能在面对每一个新的挑战时，提供可能需要的特殊帮助。

毫无疑问，未来几年针对这一领域，将会发生一场关于我们社会基础的大辩论。如果像一些"正常人"所认为的那样，人类拥有的类似于计算机的属性具有决定性作用，那么一旦人类患上痴呆症，受其影响，这一属性就不复存在。一般来说，损坏的计算机会被回收处理掉。因为对它进行维修，并不值得。不得不承认，照顾痴呆症患者确实需要花钱，并且是很多钱。从金钱价值的意义上来说，痴呆症患者已无法为社会创造这方面的价值，因此也就成了"无用之人"。所以，给这些人制造一条出路这种想法，很有诱惑力。

在瑞士就有这样一个组织，叫作"出口"。该组织为那些"破碎的无用之人"铺设了通往死亡的道路。所有关于人们对自己死亡所特有的权利的讨论，棘手之处在于，在必要情况下的相关法律规定并不能赋予人们自己决定死亡的权利。在某种程度上，这更多表现为一种道德责任，即一旦患者感到自己成为社会和身边亲属的负担，并且这种负担无法估计、令人精疲力尽，他们就会觉得应该结束自己的生命，来减轻他们的负担。只要自己愿意走上这条路，就能毫无阻碍地退出人生这场比赛。如果没有这样一个边界存在，社会就会变得拥挤不堪，尤其对于痴呆症患者来说。在这样一个由"正常人"组成的冷酷的"独裁政权"下，"正常人"为他们那计算机般的个人属性沾沾自喜，丝毫不留空间给那些情绪化的人、弱小者、敏感者以及负重前行者。

"我不想依赖别人的帮助"，这句平时在我们常人听来非常贴心的话，实际上暗含着对人的蔑视。因为当一个人说出这话的时候，他其实还没有"真的"依赖别人的帮助，但他身有残疾的邻居、患痴呆症的叔叔，还有一些小孩子，他们却已经在依赖别人的帮助了。现实中，"我不想依赖别人的帮助"这种话也几乎是一派胡言。因为我们每个人或多或少都要依赖其他人的帮助。假如没有制造商生产扶手椅，没有制造眼镜的眼镜店，没有印刷商和出版商，那么读者您也无法像现在这样舒服地坐着看书。其实每个人都离不开别人的帮助，在我们生命的开始和结束时，这种依赖会多一点。而在这两者之间的生命中间时段里，我们可以去帮助那些处于生命开始和结束阶段的人。我们把这称为"人性"。一个社会究竟该如何对待痴呆症患者？这是对人性的巨大考验。

02

借酒浇愁愁更愁

——令人难堪的酒精成瘾症

工作、妻子和驾照——3 个关键词汇

有一次，大约凌晨 3 点钟，正是深度睡眠的时候，我在医院接手了一桩紧急心理咨询案例。我在沉睡中被叫醒，挣扎着从床上爬起来。一个患者正在办理入院手续。毕竟我也是人，在这种情况之下，我实在对平时令人感到兴奋的诊断提不起兴趣。

这个新的咨询案例看起来也不那么令人激动。远远地就能看到一个略显蹒跚的中年男子，我走近他时，立刻就能感受到他满身的酒气。我生怕闻多了这酒气，时间一长，自己的身体状况都会变糟糕。这名男子看上去比我要欢快得多。他立即以和蔼可亲的方式打开了话匣子，问我过得怎么样。我稍不带好气地回答说，在凌晨 3 点突然被叫醒的感觉不太好。然后，我继续回问他在这里做什么。这名男子欣然解释说，可能因为他在酒吧喝多了，和别人发生了

"无伤大雅"的争吵，于是，毫无幽默感的酒吧主人就报了警，这在他看来完全没有必要。结果，警察给了他两个选择，要么去警察局醒酒，要么去精神病院醒酒。

当然，男子选择了精神病院。这时，他摆出一副施舍似的表情看着我，好像在等待我们对他的衷心感谢——就因为他特意选择了我们精神病院，尤其是特意选择了我来接诊。虽然医生在面对患者时不应该总是直抒己见，但保持诚实总是要的，并且我不确定他是否有真正的幽默感，所以我对他的造访没有表示热烈的感谢。为了节省时间，我直奔主题地对他说："您是酒精成瘾者。"这名男子展露出无以复加的惊讶，并说："您怎么会这样想？"我语气友好地回答他："凡是在大晚上这个时间被带进来的、满身酒气的人，通常都是酒精成瘾者。"男子于是略微和善地说道："医生，我懂您的意思，但您肯定搞错了。我离酒精成瘾还差得远呢。我可不想留在这里，最好能马上回家。您说，您是不是有时候也会多喝一点酒，这才是生活嘛。所以我们两个肯定都不是酒精成瘾者。"

男子站在我面前，咧嘴笑着。他的面部皮肤略微发红，还显示出酗酒者的其他典型特征。我不想陷入冗长的讨论，因此再次直奔主题："您在工作中是否收到过警告？"他回答道："收到过，在一年前。"我又问："因为喝酒吗？"他答："是的，但那纯属偶然。那是在公司聚会上，每个人都喝得很厉害。但老板只对我有意见，肯定是我不知怎么的闹腾了些，所以老板给了我警告。这个世界真是不公平。"

我接着问他是不是结婚了，他回答说是的。于是我又问："您的妻子是否曾经威胁要和您离婚？"男子难以置信地看着我，问我怎么会知道。我继续问他是不是因为酒精问题，妻子才想和他离婚。他回答说："这真是件荒唐的事。那段时间，我工作不顺利，和朋友之间也有问题，所以有时候晚上会喝醉。我根本不记得是怎么上床睡觉的。然后在某天早晨，我的妻子和我说，她不想和一个酒鬼躺在一张床上。这对我的打击很大，因为我很爱我的妻子。而且她不止一次地说想离婚，可是我们已经有 30 年幸福的婚姻生活，我又一直对她这么忠诚……"

我接着问他："您有没有被没收过驾驶执照？"男子给出了肯定的回答。我猜又是因为酒精，果然猜对了。他继续说："医生，和您说，那次是在一场俱乐部聚会结束后，我就开了几百米的车回家……"这时候，男子打断了自己的话。他困惑的表情出卖了他紧张的心理活动。他抓住我的胳膊，深深地皱起了眉头，就像是刚刚才有了一个不可思议的发现。然后，他激动而坦率地说："医生，这真的很奇怪，又是因为酒精！我肯定是哪里不对劲儿。"我诚实地对此表示赞同，并建议明天再详细讨论这一问题，等到他完全清醒，而我也睡醒之后。现在，这名男子已不做任何抵抗，同意留在医院。他若有所思地摇了摇头，跟跄地走进醒酒室，准备上床睡觉。

对酒精成瘾症的诊断很具有特殊性，因为最终只有患者自己才能作出诊断。一些实验室数值可以用来衡量患者在过去某一阶段的酒精摄入，即便如此，我们也无法确切知道，这种酒精摄入是否由酒精成瘾症这一精神疾病引起，从而限制患者的个人自由，令其置身于几乎无法克服的饮酒冲动之中。这一点确实只有患者自己知道。

有一句老话是这么说的：酒鬼和医生，互相避之不及。酗酒者不愿意直面自己的问题，而几个世纪以来，医生早已习惯了患者配合他们的治疗，乖乖听从安排。可这套模式在酒精成瘾者身上不起作用，这也是为什么他们在医生那里不受欢迎。酒精成瘾者经常对着自己和医生夸下海口，发誓戒酒，但之后往往又将这种承诺化作酒精的泡沫。显然，不管对医生还是患者来说，这都是令人沮丧的。

这就是为什么一些优秀的家庭医生对酒精成瘾的了解很有限。所以患者经常会听到这样的好消息：您没有酒精成瘾症，您的肝脏检测值一点儿问题都没有！但其实仅凭肝脏的数值根本说明不了问题。有些人虽然不酗酒，然而即使是小剂量的酒精也会使他们的肝脏检测值升高。也有一些人酗酒，每天大量饮用啤酒，他们的肝脏检测值却和从未饮酒的人一样正常。有时候，在什么样的情况下饮酒，比单纯的饮酒量要显得重要得多。欧洲南部国家的人们习惯将葡萄酒与食物一起享用，因此，对葡萄酒的消费演变为过度饮酒的可能性要小得多。但当这种消费变得私人化时，即只有饮酒者和他的冰箱时，问题就来了。可以说这意味着饮食文化的瓦解，这也是暴饮暴食症增多的重要原因。

　　一个人的饮酒量不能算作判断酒精成瘾的确切标准。无论怎样，讨论饮酒量是没有意义的，因为在说不准的情况下，人们无法获知真正的饮酒量，而且这也不是真正相关的因素。比如在德国莱茵地区，有时很难鉴别某个患者到底有没有喝酒。你要是问一个生活在当地的普通人喝不喝酒，可能会得到强烈的否认。如果你再心平气和地问他喝了多少"科隆啤酒"，那你可能会得到这样的回答："哦，原来您说的是科隆啤酒呀，那差不多每天一箱吧。"

　　许多注重仪表的老太太在饮酒问题上也会作出戏剧性的强烈否认，她们会说："您在想什么呀，医生，我可滴酒不沾！"如果你继续尽量带着善意地问她，每天大概会喝多少烈性药酒，那么很可能会发现她每天会喝上一到两瓶。要知道，这种药酒属于德国最烈的杜松子酒之一，酒精含量高达79%，几乎是纯酒精！于是，老太太就会反驳道："可是它是一种非常好的药酒，把它加在茶或咖啡中，效果显著，况且它几乎有助于对抗一切病痛。"实际上，这位可爱的老太太健康圆润得很。经过多年的锻炼，她仍然能抬头挺胸地走过走廊，但现在她将要经历一段难受的戒酒之旅。

　　在对酒精成瘾症进行诊断时，饮酒量、肝脏检测值或一些可测量的其他数据并不足够说明问题。酒精成瘾症更明显的表现是，患者对酒精这种成瘾物质失去了自控力，带有强迫性地持续对其进行消费，从而逐渐毁掉了自己的生活。所以，这种成瘾的压力、对成瘾物质的失控表现以及戒酒阶段出现的症状，是酒精成瘾症的主要特征。

此外，还包括患者自身对酒精包容度的进一步发展。具体表现为，酒精成瘾者比一般人更能喝酒，因为他们已受损的肝脏能够以更快的速度消解酒精。但在很长一段时间内，患者不愿向自己和他人承认这一事实。因此，医生在诊断中会围绕 3 个著名的关键词来向患者提问，这 3 个词是：工作、妻子、驾照。

毫无疑问，工作对人的生存是至关重要的。所以，任何一个不惜冒着丢工作的风险去喝酒的职场人，很大概率有着不良的饮酒嗜好。第二个关键词是妻子。我们都知道，好的伴侣关系是生活幸福的一个基本前提。由于无节制的饮酒行为而不顾一切地将婚姻置于岌岌可危的境地，这样的人已经把酒精看得比自己的妻子更重要。而驾驶执照的重要性也不可低估。因为对许多人来说，有了驾驶执照才能自由出行。然而，过度饮酒会危害这种自由。由此可见，在酗酒者眼里，酒精已经占了自由的上风。

为了对酒精成瘾作出更好的解释，我有时会举这样的例子。比如，如果我建议你们，从现在开始不要再喝酸奶了，否则身体就会出问题，那么你们可能会轻松地坚持戒掉酸奶。但是酒精成瘾者就不同了，他们可以为了酒精，甚至放弃工作、婚姻和驾照。很显然，他们与酒精之间的关系和酸奶完全不同。通过类似方式，不愿意被冠上"酒精成瘾者"的患者会承认他们确实有"酗酒问题"。这种相对准确的自我诊断足以开启一场针对病患的合理治疗。

玻璃头小人——精神病学与意大利黑手党之间的联系

治疗的第一步：戒断。究竟什么是戒断？

酒精解毒是戒断治疗的第一个阶段，通常只持续几天。解毒过程中，医生会对患者身体上出现的戒断症状进行治疗。较轻的症状表现为出汗、心慌、颤抖、焦虑和失眠。如果症状过于严重，医生就会给患者用戒断药物，主要为了防止出现由戒断引起的两种危险情况。一个是癫痫性戒断发作，另一个是震颤性谵妄，也就是俗话说的"精神错乱"。

哪类患者最有可能出现哪种症状是因人而异的。除非患者以前经历过酒精戒断，否则实际上的表现是无法预测的。有些医生会给患者开有镇静作用并能防止癫痫发作的脱瘾药物，还有些医生会开主要治疗震颤性谵妄的戒断药物。这两种药物都可能使患者产生依赖性，所以在使用时必须严格控制用药量，并且只能作为暂时性用药。如果患者在戒断期间出现癫痫发作，并不能算作癫痫病人。在结束戒断治疗后，患者在多数情况下不会有癫痫发作的情况。

谵妄则是严重得多的问题，它是一种非常奇特的暂时性现象。作为一种器质性精神障碍，引发谵妄的原因可以有很多。例如，当患者在医院做完手术后或者当某人患有严重的身体疾病时，都可能出现谵妄。而在精神病院中，我们最常在患者的酒精戒断过程中看到这种现象。

　　谵妄是必须严肃对待的精神现象，因为如果不加以治疗，可能会有致命的后果。但治疗它的过程也可以是轻松有趣的。当患者的谵妄发作时，他会经历意识状态的改变，且通常在事后完全不记得这回事。患者完全迷失了方向，同时又非常容易受到暗示。这意味着，这个时候的患者，最容易被各种事情说服。

　　我还清楚地记得这样一个病例：一位被固定在病床上的谵妄症患者接受了一项阅读任务，医生拿了一张空白的纸放到他面前，让他朗读出根本不存在的文章。患者犹豫了一会儿，就开始全情投入地朗读了一段凭空想象出来的、毫无逻辑性的内容。神志不清的谵妄症患者常常会出现视觉上的幻觉，看到一些微小的物体移动现象。他们会把这些物体当作小白鼠之类的动物，因此而变得不安起来。

　　另外，他们还会经常对形势作出荒诞的误判。比如，在查房时，主任医师问谵妄症患者他现在身处哪里。患者用怀疑的眼神扫过封闭的精神病院的走廊，反问道："在一个面包房里？"主任医师于是一边指着自己的医生外套，一边问患者知不知道他是谁。患者在看到白色的外套后，松了口气，并确信地大声回答："您当然是面包师！"主任医师没有继续发问，我们这些学生都微微一笑。

　　另一个病例中，患者以为自己在火车上，不断地回到病房想进行检票。另外还有一位患者，曾经出过海，一直以为自己在一艘深海汽船上。他夸张地抓着病房走廊上的扶手，因为他坚信看到了"巨浪"。这些谵妄症患者所展现的样子都很温和、没有安全感，他们几乎完全没有攻击性。

在医学院最后一年的实习阶段，我接触过一个令我永远都无法忘记的病例。当时，我在一家综合医院里新开的一个小型精神病科室工作。我们治疗了一位来自埃菲尔山脉深处的患者，他行为有点怪异，但非常友善。他被一种奇怪的现象困扰着：他总是能看到一个有着玻璃头的小男孩，那玻璃头里有很多的齿轮。他想抓住这个"小男孩"，然后打他一顿。

每天早上，我们进行例行查房时，总能看到他房间里一片混乱。床垫被翻个底朝天，枕头和毯子都掉到了地上。那意味着他在前一晚又对这个"小男孩"进行了追捕。于是，主任医师问患者："那现在这个小男孩在哪里呢？"患者紧张地指着高高的窗户，说道："在那里，医生，就在那窗户里！"后来，我们给患者用了神经安定剂，来帮助他摆脱这种幻觉和虚妄的想法。而我的任务则是在日常谈话中观察患者，看他是否不再出现这种幻想。

几天后，患者逐渐平静了下来，他的反抗情绪也慢慢消退。我问患者，他是否开始怀疑自己先前看到过的所谓的"小男孩"是幻觉，因为实际上根本不存在这样的"小男孩"。患者也开始对自己表示怀疑。那一刻，我感到无比自豪。对患者的治疗显示出明显的进展，患者看上去似乎更自由了。

　　有一天，我们让一个酒精成瘾者住进了同一房间的另一张床。医院的病房实行混住模式，即不同的患者可以被安排进同一间病房。就像在正常生活中一样，我们不会根据诊断结果来给患者分配不同的专属病房。在接收这位酒精成瘾者时，没有人会预料到之后发生的事。有一天早上，已经显示出治疗成功迹象的谵妄症患者来到医生办公室，我们与他进行了例行晨谈。这时，我注意到了患者身上的奇怪变化。不知怎么的，他突然间又变得亢奋，而且在面对我们这些纯粹的现实理论家时，嘴角再次扬起了妄想症患者常有的那种带着一丝轻蔑的微笑。我们刚坐下，患者马上就开口道："医生，现在确凿无疑了，同病房的另一个人也看到了！"我感到非常吃惊，问他另一个患者也看到了什么。他带着胜利的语气回答说，是那个小男孩。我想到了所有可能的情况，唯独没有想到这一茬。

　　我立刻和这位患者一起跑向他的病房。另一个患者还躺在床上，但他看上去有点不同。昨天他还只是表现出颤抖的症状，当然现在他仍然有这一症状，但情况变得更糟糕。他正胡乱地摆弄着床上的被子，眼神呆滞，大汗淋漓，用狐疑的眼光环视着房间。我问他看到了什么，于是患者用手比画出一个形状，并说："我看到有这么小的一个人，他的头是玻璃做的，里面有很多齿轮……"他的描述和之前那位患者完全相同。有那么一瞬间，作为精神病学家的我，开始思考究竟谁才真正地疯了。

　　当我回过神来时，才意识到发生了什么。面前这个酒精成瘾者一夜之间出现了谵妄的症状，变得神志不清。在听到了隔壁床患者对妄想中的"小人儿"的生动描述后，竟然深信不疑，将这一切当作真的了。要对患者作出解释，让他明白这不是真的，着实不容易。要知道，就算精神病院和意大利黑手党给出两种同样的说法，也不一定就能证明事实真相。

酒精成瘾症还可能会伴随其他并发症。有一次，医院收治了一位 70 多岁的"帕金森病"患者。这个诊断是家庭医生作出的。当时我们医院也负责神经类疾病的治疗，而这位患者确实表现出严重的神经障碍。他完全无助地坐在轮椅上，浑身颤抖。只是有一点引起了我们的注意：这位患者的颤抖不知为何看起来很奇怪。这不是帕金森病典型的节奏相对缓慢的颤抖表现，而是抖得像树叶那样厉害。另外，病情的发展也不太寻常。患者大概在 3 个月前突然开始有颤抖症，而家庭医生开出的抗帕金森病药物竟然使症状变得更加严重。对此，我们做了进一步的详细询问。

目前为止的大多数诊断都来自对患者既往病史的研究。在仔细询问后，我们发现了一些意料之外的事。该患者多年来一直在加大剂量地服用苯二氮卓类药物，而家庭医生对此一无所知。因为患者是从他妻子那里拿到这种"安眠药"的，他的妻子正好在 3 个月前去世了。他的用药变得越来越混乱，有时候长时间不服用任何药物，以至于出现苯二氮卓类药物的戒断症状。这种症状不会像酒精戒断那样立刻出现，而是一般在停用药物几天后才开始出现。

于是，患者开始变得烦躁不安、焦虑，睡眠质量也下降了，最主要的是出现了颤抖的症状。在他再次服用了苯二氮卓类药物后，症状才有所缓解。但由于后来没有更多的此类安眠药作为补给，患者的震颤加剧，并最终坐上了轮椅。而家庭医生开出的抗帕金森病药物加剧了患者的戒断性震颤。如此这般，形成了一个恶性循环，导致患者必须接受入院治疗。若是患者常年服用苯二氮卓类药物，那么在老年时也无法停用该类药物，否则患者将会面临对身体十分有害的药物戒断过程。

然而在这个病例中，由于患者经历了不完全戒断，情况更加危急。所以我们最后给患者进行了完全戒断治疗。患者甚至出现了谵妄症特有的神志不清现象，比如，晚上想在病床下挖个坑。但戒断治疗结束后，患者又能重新站起来，在没有帮助的情况下再次行走，轮椅也因为用不上而被卖掉了。最后，一位衣着整洁、状态相对较好的老先生满怀感激地离开了住院部。

顺便说一下，苯二氮卓类药物成瘾给医学界蒙上了一层阴影。很多时候，轻率地给患者开出此类药物的医生与患者的成瘾症脱不了干系，于是医生成了"共犯"。当然，患者也要为此负一部分责任。他们要求医生开一些药物来保证自己的睡眠，而且总不忘加一句："邻居的家庭医生给他开了很好的东西。"立刻、直接、有效地解决失眠问题，或者驱赶走焦虑情绪，正是这种愿望导致患者对药物产生依赖并成瘾。同理，患者对止痛药的成瘾也可能由此产生。另外，这种成瘾症还有一个有害的副作用，即在某些时候，止痛药本身就会引起疼痛。这种恶性循环使对止痛药的戒断治疗迫在眉睫。

药物成瘾患者与酒精成瘾患者可以从类似的帮助中受益。比如，针对这两类患者的成瘾咨询中心可以为他们提供相关信息，鼓励患者进行戒断治疗并组织一些别的活动。大多数患者在经过住院戒断治疗后，可以参加一些自助小组，目前这已被证明是一种非常成功的后续治疗方式。当然，患者也可以通过门诊、日间诊疗或长期住院治疗来跟进。

精神治疗——如何做才能不成瘾

如何治疗酒精成瘾症？如果我们今天把成瘾现象理解为一种可自由选择的疾病，那么治疗师和患者之间的合作关系就显得很重要。从前，作为助理医师，我与酒精成瘾者之间会陷入一种比较尴尬的境地。要么医生需要说服患者，让他认清自己的酗酒问题；要么需接受治疗的患者已经认识到了这一问题，而被劝说的患者会试图以友好的方式向医生表明自己根本不是一个"酒鬼"。他会说："医生，你知道的，每个人都会偶尔喝点酒。"于是，作为一名年轻的医生，我会展开说明与酒精有关的一切有害威胁，然后通常以这样的内容结尾——要是患者继续酗酒，那他将很快面临死亡。

然而，尽管我已经费尽口舌、心力交瘁，这样一场漫长的与患者之间就酗酒问题的辩论对患者仍起不到丝毫作用。而这时候的患者显得比我轻松得多，并好声好气地安慰我说："医生，您别把情况看得那么严重，我知道您是为我好，但我真的算不上是酒鬼。"直到很久以后我才知道，患者对如何应对与医生间的这种谈话有过多年的训练。他自然没少从他的妻子、朋友、亲戚那里接收到这种压迫性的谈话。怀着越来越深的绝望，亲人和朋友们会对患者施加越来越多的压力，所以患者也学会了更巧妙地回避这种"激励性谈话"。

可能读者会认为，与之相反的是，那些已经认识到自己有酗酒问题的患者，对治疗师来说会是一种恩赐。但事实远非如此。想象一下，一个满脸笑容的患者坐在治疗师面前，欣然坦白说他又开始喝酒了。他用略带说教的语气解释说他是个酒鬼，有"成瘾的压力"，这正是他酗酒的原因。接着他又说自己出现了酗酒者常见的"失控"状态，于是他再次来接受治疗。那么现在该怎么办呢？作为治疗师，面对这样一个对自己的问题一清二楚的患者，你还能再向他多做什么解释呢？治疗师在遇到像这种已被劝服并了解一切情况的患者时，会比遇到那些有待劝服的患者更加困惑。

当我们用今天的眼光从治疗层面来看时，会强调患者自身在上述两种情况下的责任，并加强患者的自由选择能力。所以，我们非常重视与患者的合作关系，将注意力集中在他们现有的能力上。患者往往会对此感到不习惯，因为他们期望从治疗师那里听到同其他人如出一辙的问题，那就是："您为什么会复发？"但是这个问题并没有太大意义。很多时候，患者面临的总是同样的情况，而让他们描述自己的这种"堕落"的情形，总会显得很尴尬。

其实更有效的问题应该是："您究竟是如何终止复发的？"有些已经心灰意冷的患者，也许只期望从治疗师那里得到更多的羞辱，会回答说："因为酒瓶已经空了，医生。"这时候，如果医生善意地对患者说："我们俩之中要是有人知道哪里能弄到新的酒，那大概率还得是你。"患者会点点头表示同意，但会告诉治疗师，他一直都在为自己的妻子和孩子考虑。他最后决定，该是去接受治疗的时候了，于是患者眼含泪水地来到了治疗室。

不管是哪个治疗师，在向酒精成瘾者抛出这样的问题时，都会时常被他们那一次又一次难以置信的努力和挣扎所感动。像上面这样的对话开场白，不会让患者以低人一等的姿态屈居于治疗师之下，而是将其视为一个已经取得一定成果并希望进一步好转的病患，可以与治疗师进行平等对话。

因此，作为治疗师，我们的任务是根据目前的科学状况，客观地告诉患者他的情况以及现有的救助治疗选择。患者可以从中选择他认为最有用的一种。这样一来，我们就无须用成瘾症治疗师常用的某种概念来定义患者。至于他到底是个"酗酒者"还是有"酒精问题"，对于一个前景良好的疗法来说并不重要。另外，无论患者决定永久性戒酒还是只是戒酒一段时间，这都不起决定性作用。重要的是，患者能够明白，他可以自由公开地谈论自己的病症，并在充分了解情况后，自行选择他认为有效的帮助措施，而不是一味听从那些附和大众期望的计划。

重要的不是从患者口中听到他绝不会再喝酒的誓言。真正有价值的问题是，患者可以做或者想做什么来代替饮酒的冲动。毕竟，饮酒的背后往往带有可理解的动机。患者可能因为在生活中遇到的问题而借酒浇愁，也可能出于某种不安全感，或者纯粹因为无聊等原因而喝酒。如果只是让某人戒酒，那他还是会面对同样的问题、不安全感和无聊情绪，只是现在少了酒精的麻醉。戒酒这件事本身并没有改善他的现状。真正要问的是，目前为止，除了酒精消费在某种程度上可以帮助人们缓解一些负面情绪，人们还可以通过什么来对抗现实中的问题、克服不安全感和排遣无聊的情绪？

重要的是要让患者家属参与治疗过程，他们往往也是患者多年酒瘾的受害者。但有一点必须明确，治疗的责任最终还是得落在患者身上。有时候那些家里有酗酒者的家庭经常会上演一幕幕富有戏剧性的"三角戏"。

家庭中总有一个人扮演"拯救者"的角色，全力以赴地拯救酗酒者于日常危难中。这些拯救者清理喝空的酒瓶，每周一给酗酒者的雇主打电话，以"感冒"为由替他请假，在邻居和朋友面前也尽力帮酗酒者维护形象。通常扮演这一角色的是他们的妻子。还有一些"盯梢人"也愿意成为这样的拯救者，他们大多是已经退休的老人，多年来一直试图拯救酗酒者，但经历了一次又一次的失望。所有曾经许下的神圣誓言都被打破，现在他们对酗酒者只怀有愤怒的情绪。

于是，这两组人发生了争吵。"盯梢人"指责"拯救者"对酗酒者过于手下留情，所以酗酒者才会不断饮酒。就这一点来看，这些指责并不是全无道理的。而"拯救者"则反过来指责"盯梢人"对酗酒者太过凶狠，正是他们的严厉批评使后者再度沉迷酒精、不能自拔。这种说法也不算完全错误。所以，两派之间的"激烈战斗"继续进行，酗酒者则仍旧心无旁骛地饮酒，因为反正也没人真正关心他。当"拯救派"和"盯梢派"醒悟过来，想到真正酗酒的人是谁时，他们才把目光聚焦到酗酒者身上，然后发现，他才是必须作出决定的那个人。只有这样，对酒精成瘾症的治疗才有可能成功进行。

如果患者在公司层面、在妻子面前以及在驾照方面都出现了由于酒精成瘾而导致的问题，那么其中能让患者意识到酗酒问题严重性的最主要的角色就是他的公司。家属因为与患者有着密切的情感联系，在面对其酗酒问题时通常会显得不知所措，无法正视这一问题。那些因为饮酒而丢失驾照的人，明显已经有过将他人生命置于危险之中的情况。因此，公司内部对酒精成瘾者提供的帮助显得尤其重要。

公司应该帮助患有酒精成瘾症的员工戒掉酒瘾，并尽量确保上级对员工的酗酒问题作出恰当处理。如果这时候只是凭感觉行事，那么员工的酒瘾很可能会被长期包容和掩盖。因为有酒瘾的人往往都是那些很受欢迎的员工，他们会不自觉地以乐于助人的方式来避免面对自己的酗酒问题。但总有那么一天，酒瘾占据上风，酗酒情节越来越严重，员工本人的可信度下降，公司气氛也变得很紧张。突然间，其他员工不愿再对酗酒员工表示任何理解。

当然，上面的处理方式是不专业的。正确的做法应该是，主管需要及时、冷静地指出员工的酗酒问题，并为其提供指引帮助，而不是随意进行诊断。如果酗酒员工在经过提醒后不作出任何改变，那么为了公司的利益，同时也为了酒瘾症员工自身的利益，公司必须依照劳动法规定作出相关处理，员工需为自己的酗酒行为承担后果。

成瘾者与正常人——谈谈成瘾这件事

在过去，成瘾者因被正常人视为罪人而遭鄙视。然而，就连勇敢的圣莫尼卡——古罗马哲学家奥古斯丁的母亲，有时也会酗酒成瘾。奥古斯丁在他的自传《忏悔录》(Bekenntnissen) 中写道，他的母亲在长大成人的过程中，出于对禁忌的渴望，不时地啜饮葡萄酒。根据原文："最后几乎喝光了一整杯纯葡萄酒。"人们在 19 世纪设立了"饮酒者疗养院",以劝说酗酒的"罪人"悔改。过去人们对成瘾者的蔑视以及这种成瘾症给人带来的尴尬和羞耻,一直延续到今天。这也是阻碍那些成瘾者直面自己酒瘾的最重要因素。

但酒瘾或别的成瘾症,其本身不是一种罪责。任何为自己没有什么成瘾症状而感到沾沾自喜的人都应该知道,这其实与遗传因素有很大关系,没有人能对此担责。另外,任何人都可能陷入悲惨的境地,有些人就会通过酒精或其他成瘾性物质来应对这种情况,而恰恰是那些特别敏感的人会对这类物质成瘾。那些能够无动于衷地从尸体上走过的人,很难成为成瘾者。所以,成瘾者们实际上代表了正常人社会不为人所知的另一面。

这样的社会驱使光明中的人们朝着越来越难以实现的目标前进,而留给失败者的只有黑暗和边缘地带。至于那些薄脸皮和富有同情心的人,他们在这里没有容身之地。世道变得越来越冷漠,那些冷眼旁观的圆滑人物深谙幸存之道,在这缺少关怀、平稳运行的世界中享受优待。而成瘾者们往往散发着更多人性的温暖,他们很多时候展现出比常人更敏感的特质。

正是那些不受约束的正常人,以其鲁莽的攻击性行为,将一些人推入成瘾的深渊。即使对这些成瘾者的治疗将重点合理地放在他们对自己的行为负责这一块上,也绝对不足以涵盖全部的事实。任何对这些成瘾者的疲惫挣扎的生活过往投以关注的人,都会对他们那几乎是超人般的戒断努力表示敬佩。这些人一次次地失败,又一次次地重新站起来，与成瘾症搏斗。

习惯于关注患者身上的隐藏能力的人，在成瘾症患者中恰巧能发现丰富的宝藏。那些无家可归的酗酒者一般被外界认为是一事无成的失败者，但仔细观察他们，人们往往会发现不同的一面。在冬天，几乎没有任何一个正常人能够在科隆体验作为一个流浪汉的生活，哪怕坚持一个星期。那些流浪汉每天都要重新寻找晚上的住处和解决吃饭问题，最重要的是，要能搞到足够的酒来防止酒瘾发作。为了确保生存，那些酗酒的流浪汉需要有良好的社会关系，并需要对此进行日常维护。哪个正常人能轻松地做到这点呢？当人们清楚认识到这一点后，就会向成瘾症患者投以欣赏的眼光并以一种更谦逊的方式对待他们。由此，治疗师和患者之间就会自然而然地产生一种以合作为基础的治疗关系。

我们曾经反复接收治疗过一个严重的酒精成瘾症患者，他也无家可归，而且还坐着轮椅。可是，他每次只在医院待很短的时间，原因是他靠乞讨为生，所以不能长时间住院。后来，我们为他找到了一个很有莱茵地方特色的解决办法，那就是让他每天下午在市里的步行街逛一圈，完成乞讨任务。这样一来，他就有足够的钱维持长时间的入院治疗。我发现，和成瘾症患者打交道越多，我就越发对他们肃然起敬。我反而为那些冷血的正常人感到羞愧，而他们偏偏还认为自己比成瘾者们要优秀得多。

直到 1968 年，德国联邦社会法院才通过决议，承认酒精成瘾是一种疾病。这消除了酗酒带给患者的耻辱感，并最终给予他们治疗的权利。酒精成瘾症是一种很严重的疾病，患者的自杀倾向很强。不光是肝脏，患者体内的其他器官也会遭受重创。嗜酒者也分好几种：有的人喝酒为了借酒消愁；有的人看场合喝酒，偶尔酗酒；还有比较严重的酗酒类型，一喝起来就控制不住量，过量饮酒；还有一种酗酒者，总能把握好酒量，不多不少，既不会过度饮酒，也从来没有从酒精中清醒过来的时候；最后一种类型是所谓的"季度酗酒者"，这类人在每次放纵饮酒之间滴酒不沾。通常，女性的平均饮酒量只有男性的 1/3。

在酗酒者中存在一些奇怪的现象。例如，常年酗酒的人会出现因酒精而引起的幻觉现象。他们会有幻听，听到一些往往来自插座或其他物体发出的奇怪声音。与妄想性的幻觉不同，酗酒者们知道这是种实际根本不可能发生的幻觉。尽管如此，这种幻听还是会使他们感到不安，其实这也能理解。我记得曾经有一个患者，经常能从一个可乐罐中听到她已故未婚夫的说话声。

一种更令人担心的病症是科萨科夫综合征，民间将其症状俗称为"某人把脑子喝没了"。更确切地说，在这种"失忆综合征"影响下，患者可能会突然失去方向感或失去对刚发生的事的记忆。与痴呆症相比，这种情况下患者的智力仍然不受影响。而与谵妄相反，科萨科夫综合征患者不会因出现幻觉而变得意识模糊。由于他们往往缺乏维生素 B_1，在病情紧急时，医生会将维生素 B_1 当作药物给患者大剂量服用，以达到应急效果。但这种药起效十分缓慢，通常来说，几个月后才能取得明显改善。然而，有些患者无法摆脱这种"失忆综合征"的状态，最终患上酒精性痴呆症。幻觉和失忆综合征都属于一种器质性精神障碍，它们也可能由其他原因引起。其中，遗传因素是主要原因。比如，酗酒对哪个器官的不良影响最大，很多时候主要取决于遗传。

对非法毒品成瘾的人通常不会与其他类型的成瘾者合得来。他们中很多是反叛又缺乏工作经验的年轻人，只追求刺激和短暂又强烈的兴奋感。但很快，他们就会面临戒毒带来的恐惧和一次又一次的崩溃体验。实际上，大麻开启了许多人走向致命毒品的悲剧命运。另外，有迹象表明，长期吸食大麻不仅会引发所谓的"厌世综合征"，即一种永久性的、对任何事都提不起兴趣的消极状态，还会引发精神分裂症。

预防毒瘾的产生是至关重要的，必须杜绝第一次触碰毒品。因此，十分重要的是，要让年轻人在一个不轻易触碰毒品的同辈环境中成长，并且要激励他们主动掌控生活，而不是通过毒品带来的兴奋感被动地享受生活。

人们对非法药物的使用也有历史可究。19 世纪就有吗啡中毒者，花花公子们在致幻剂中发现了超级药物，服用后，世界看起来就像他们幻想中的那样美好。当然，要是没有可能突然而至的药物副作用就好了。在吸食大麻数周后，吸食者可能会突然陷入一种恐慌状态。就像其他可以改变人的心智的毒品一样，这些药物也能够彻底毁掉一个人的生活，而且这些精心设计的药物和兴奋剂，使人能够轻易对它们产生依赖。但是，放眼全世界，推动毒品交易的不是那些可怜的受害者们对幸福生活的误解和贪恋，而是毒贩子们对金钱的无度贪婪。正是这种贪婪使毒品市场不断发展壮大。

19世纪末，海洛因被生产出来以对抗身体疼痛和治疗咳嗽。当时，没有人能想到它会成为世界上最危险的药物之一。只吸食一次，就会出现严重的成瘾现象，而且身体上的戒断反应使人非常难受，并伴随着因吸食毒品而产生的精神疾病，这是一种危险的并发症。

长期以来，在关于海洛因的戒断上，一直存在着激烈的争论。几年前，人们只知道有种所谓的"冷戒断"方法：海洛因吸食者必须接受入院治疗，不接触任何具有成瘾性的药物，并经历短时间的戒毒治疗。奇怪的是，那时候几乎没有针对吸毒者设立的自助小组。在短暂的医院戒毒治疗后，他们唯一的选择是在专门的诊所进行长达几个月的长期严格治疗。吸毒者自然都会许下誓言，会戒掉毒瘾，一直"干净"地过完一生。

俗话说，以毒攻毒，为了对抗毒瘾，人们采取同样强硬的治疗措施。但是几乎没有人选择这条道路，大多数吸毒者根本不会接受相关的治疗建议。因吸食毒品而死亡的年轻人，数目激增。

于是，人们采取了新的戒毒方法，放弃了教条式的强硬路线，开创了门槛更低的戒毒渠道。其中，作为海洛因替代品的美沙酮的使用，尤其具有争议性。这种药物产生的依赖性甚至比海洛因还要高。但是，不管怎么说，它能帮助吸毒者戒毒，而且对毒瘾严重的人来说，可以用美沙酮来永久替代海洛因，避免因毒瘾发作而作出违法犯罪之事。

仅仅为了减少社会上的盗窃案，就给人们服用会使他们成瘾的药物，这种做法在医学上是否合理？然而，重要的是，这样一来更多的成瘾者会接受治疗，严重的毒瘾症患者可以避免贫困和死亡的威胁。吸毒者们大多害怕经历强硬的"冷戒断"方法，他们还是会更愿意通过美沙酮这种替代品来进行相对温和的戒毒治疗。通常来说，吸毒者只是短暂性地戒断海洛因。但后来，通过一段时间的温和治疗，他们第一次感受到了长时间的清醒状态，甚至开始认真考虑，真正戒掉海洛因。

还有一些非毒品引起的成瘾现象，比如赌博。当我第一次治疗赌博成瘾者时，患者出现了严重的身体戒断反应，表现为出汗、焦虑、浑身颤抖，一开始我简直不敢相信。后来，针对有赌瘾的人，人们也设置了专门的戒赌组织。其实，几乎任何一种行为都可能发展为某种成瘾现象，比如现在流行的互动式网络游戏也很容易令人成瘾。据报道，韩国一名 28 岁的网游成瘾者，因沉迷网游而不吃不喝，在不间断地玩了 50 小时后猝死。在中国，国家方面已经采取措施来应对网瘾现象。德国面临着同样严重的问题，但目前为止还没有行之有效的应对策略。

从心理治疗层面来看，一切方法都应该围绕这样一个问题展开：成瘾者可以做些什么来代替令其成瘾的行为？我们越是能有效找到这种有意义的替代选择，就越能帮助成瘾者长久地戒断成瘾行为。

归根结底，成瘾是人们为乌托邦式的幸福尝试所付出的代价。人们费尽心力想要通过种种尝试来抵达想象中的幸福彼岸，只要有人类存在，这条路径就将一直延续。越来越多的敏感的成瘾者正在为那些令人头晕目眩的鲁莽行为付出代价。

03

人无完人

——精神分裂症

自我实验中的精神分裂症

还是有些不对劲儿的地方，这本书也太奇怪了吧。我的名字一次又一次地以奇怪的用语组合出现。有些故事让我想起了自己的经历，可作者根本不可能知道这些经历。

我怎么就拿起了这本书呢？书店里的人也朝我投来异样的目光，他不会是在隐隐地嘲笑我吧？到底是谁这么热切地推荐我读面前的这本书？这是怎么回事？为什么偏偏是我应该读这本关于精神病学的书？难道有人想看我变成疯子吗？还是他们想把我送进精神病院？而现在我竟然一字一句地在读着这些话！难道我现在真的要承认自己疯了？看来我真的有可能要被送进精神病院了。现在该不会有人马上进来，用善意、同情的语气要求我收拾东西，然后陪我去医院吧？

偏偏这个时候我突然感觉到胃部有轻微的压迫感，怎么会突然有这种感觉呢？不知为何，我待的这个房间看上去也很奇怪，窗户上的把手正好对着我。怎么会这样？墙上的照片也有点歪了。这意味着什么呢？这里的一切都像是精心设计好的。就连我刚才开始看书前遇到的那个书店店员，看上去也不像个正常人。他说的话本身没什么奇怪的，但如果仔细一听，还是能发现一点不正常的端倪。现在，我应该看下一段了，可为什么恰巧是现在呢？

我一定要继续读下去吗？如果现在合上书又会怎样呢？这会是什么不祥的预兆吗？其实我很早以前就有这种感觉了……不幸的事现在就会发生吗？还是即将在下一秒发生？这一切都显得如此可怕，太不现实了，一点儿都不正常。究竟始作俑者是谁？谁在对我搞鬼？他为什么不现身？为什么弄得这么神秘？

我不停地琢磨，脑中再次浮现出那个书店店员的身影。他笑得那么奇怪，很有可能是这一切的幕后推手。肯定是他！他安排了这一切！他把这本可以操控人的、暗含间接隐秘信息的书放到我手中，目的是想把我逼疯。他想贬低我，将我摧毁。他还在这里用一些晦涩难懂的技术方法故意制造了一些异常情况。也许他还在暗中用某种看不见的激光束照射我的胃。

现在真相大白了，这家伙是所有事情的幕后推手！可我才不怕什么激光！我也不会被逼疯！我没疯！只是我周遭的环境被这歹毒的书店店员"弄疯了"。

读到这里，亲爱的读者，你感觉还好吗？也许并不是那么好。因为你刚才可能短暂经历了一种所谓的"由妄想情绪引发的具体妄想"。相信你们已经能够体会，这种妄想情绪是十分阴森可怕的，直到将这种妄想具象化的那一刻，即将书店店员妄想为一切事端的幕后推手，才会感到放松和解脱。所以，读者也许能稍微理解，为什么妄想症患者不能只通过心理咨询来摆脱这种妄想。因为当患者的自我在妄想情绪中几近消解的时候，上面例子中的"书店店员是幕后推手"这一妄想，再次给了患者某种安全感。虽然这是一种病态的安全感，但也好过患者自我的消解。

这种自我的不确定性，其核心是无法用这个自我来区分重要和不重要的事情，以至于患者在接收大量外界信息时会有种无助地被摆弄的感觉。这就是精神分裂症所表现出的基本精神紊乱症状，因此，精神分裂症不等同于"人格分裂"。"人格分裂"从希腊语翻译过来的意思是"灵魂分裂"，这其实更近似于"多重人格"，精神分裂症则是另一回事。

通常来说，每个人在说"我"的时候，都知道是什么意思。但对精神分裂症患者来说，这恰恰是他们的疑虑所在。他自己是谁？他所在的环境如何？那些只有他自己能听到的对他行为的评论声、给他下达的命令或是互相谈论他的声音，到底是他自己的，还是实际上来自别人？这只是他脑中的想法，还是来自外部世界的输入？或者反过来说，他自己的想法能否被别人听到，甚至被别人剥夺？他仍然是自己思想的主宰吗？还是说他自己的意志在现实中被他人控制了？他的身体感受是否来自外部，通过激光射线或类似的东西来控制，因此其实根本不是他自己的感受？是不是还有人在追捕他？他将会面临必死的局面吗？他所感知的事物是否都与他有关？对于一个急性精神分裂症患者来说，这些都不是问题。它们是确定性，甚至比你对自己正在阅读一本写满奇怪故事的书这一相对薄弱的信念更加确定。这种无法通过争论来纠正的确定性被称为"妄想"。

急性精神分裂症发作时，患者会感到疲惫不堪和某种严重的生存危机，这就是为什么这种病症会唤醒患者的生存信念感。因此，这种疾病经常涉及有关宗教的主题，但这并不意味着宗教会使人患上精神分裂症，而是说这种疾病的患者会有意寻找这方面的内容。比如，一个从未与教会有多少关系的人，如果患上了精神分裂症，就会把自己代入上帝或教皇的角色。当精神分裂症患者处于较少受宗教影响的环境中时，他们会寻找其他能够带来生存信念感的内容。

精神分裂症本身在很大程度上与这些内容或其他社会影响并无关系。人们发现，在从欧洲到南太平洋的所有国家文化中，精神分裂症患者的比例大致相同。大约1%的人在其生命中的某个阶段患有精神分裂症，这一比例实际上很高。从统计学上讲，在我们遇到的100个人中，就有一个人很可能在过去或未来的某个时候患有精神分裂症，甚至现在恰好是精神分裂症患者。

当然，有些精神分裂症患者会接受住院治疗，但数量很少。一些慢性精神分裂症患者生活在家或一些专门为他们提供支持性帮助的生活空间中。但除此之外，他们在社会上能像正常人一样生活。他们可以乘坐公共汽车和火车，人们看不出他们患有精神分裂症。然而，最重要的是，直到现在还普遍存在着这样的误解——人们认为一个人一旦被诊断为精神分裂症就意味着终生与"疯狂"相伴。

精神病学对这种公众偏见的出现并非毫无责任。埃米尔·克雷佩林在 1893 年用"早发性痴呆症"这一术语来指代精神分裂症，欧根·布莱勒在 1911 年提出的"精神分裂症"这个词也并不十分高明。从今天的角度来看，这两种名称在精神病学上可以说是无稽之谈。

正如已经解释过的，"灵魂分裂"是一个带有误导性的术语。精神分裂症的特点不是智力下降，虽然在急性发作期时，患者的智力会受到一定影响。精神分裂症患者很多是突然患病的学术界人士，而且往往是特别细腻的人。他们通常在 20 ~ 40 岁时患病，这是因为有遗传倾向。过去，人们把智力低下的人和精神病人关在疗养院或养老院这些地方。这种做法对这两类人都没有好处，而且很大程度上加强了人们对他们持有的"疯子"偏见。

有一天，一位教授给我打电话，说他以前的一个学生，现在是一名教师，突然变得非常奇怪，问我是否可以看一下她的情况。于是不久后，一位看起来一点也不奇怪、衣着整洁的年轻女子出现在了我的办公室。她非常信任自己的教授，也只是因为教授的敦促才来到我这里。

她最近确实遇到了些不寻常的事情，但并没有感到不舒服。我了解到，她已经结婚，有两个小孩，婚姻很稳定。她曾在一所文法学校当过几年老师，并很享受这份工作。假如我没有注意到她身上的某种躁动，那么这段谈话到此为止其实完全没有什么特别之处。我问她，是什么促使她的教授把她推荐到我这个心理医生这里。她停顿了一下。于是我再次明确指出医生对患者病情的保密义务。她这才慢慢开始诉说她在过去的几周里持续出现的妄想——她认为她是先知以利亚。

我谨慎地想了下，她为何那么坚信自己的妄想？这一点让人无法理解。但在这个问题上，患者不愿意接受合理的论据。就算这样，患者还是很明白，她的这种想法不适合告诉别人，再加上她最近睡眠一直不好，所以我成功地说服她服用一种神经安定剂，并向她提出住院治疗的建议，来设法摆脱这种对她来说无疑是很有压力的情况。但她并不愿意。因此，在排除了身体方面的原因后，我只能尝试门诊治疗，除此之外也没有别的办法了。

在随后的就诊时间里，她反映说药物治疗的效果很好，她的睡眠也变好了。她还说，很长时间以来，她一直有幻听，听到有声音给她某种指示并评论她的一些行为。自从接受了药物治疗，这些声音也消失了。对患者的治疗取得了进一步的进展，药物的副作用也被控制在一定范围内。患者开始怀疑自己真的存在妄想，并刻意避免这种想法的产生。最终，她克服了这种妄想，恢复了健康。她始终无法理解自己怎么会有如此荒唐的想法。但谢天谢地，这一切都结束了。后来，患者又进行了几次回诊，确保真正达到健康的状态。那些病态的想法再也没有出现。几年后，患者告诉我，她继续成功地过着健康的生活。

精神分裂症分为不同类型。最常见的是妄想—幻觉型。这名教师正是此种类型。在这种精神分裂症的急性发病期，患者会出现妄想和幻听等幻觉现象。神经安定剂对这种类型的病症具有良好的治疗效果。

青春型精神分裂症通常在青春期早期就开始了。它表现为一种渐进式发展过程，不太容易受到外界影响。年轻患者说起话来絮絮叨叨，在谈话等日常生活行为中都表现出缺乏逻辑感。患者没有明显的幻觉或妄想的症状，但他们的情感和情绪世界会因此受到影响。正如所有形式的精神分裂症一样，青春型精神分裂症患者的情绪和面部表情不一定与他所表达的相符，并且这一表现更为突出。患者只会在谈话中显露轻微的情感共鸣。

我们所说的单纯型精神分裂症就接近于此。它显示了所谓的"生命线的裂缝"，患者的生命活力普遍降低，并不知不觉陷入某种停滞状态。患者不会出现幻觉和妄想等明显的精神分裂症状，而是会表现一些隐性症状。比如，患者的情感表达趋于平淡，他们的行动力下降，并表现出注意力不集中和紊乱现象。

还有一种可能是精神分裂症患者常见的形式思维障碍，例如，表现为难以正确理解一些日常俗语。如果要患者解释"为别人挖坑的人，自己也会掉进去"这句话的意思，他可能会指出很多种情况，例如，突然遭受袭击等，而这句俗语其实意指"损人者必害己"。另外，他们有时也会无法理解一些幽默的话语，虽然并不总是如此。

除此之外，患者还会表现出明显的优柔寡断。在极端情况下，精神分裂症患者会出现思路断层或混乱不清的状态，即所谓的"脱节"。他们会语无伦次地从一个话题跳到另一个话题，呈现出典型的不连贯性，比如他们会说："3乘以3是星期四。"一些富有想象力的新词组被生造出来，但说话者也可能因此而变得语无伦次，让人摸不着头脑。

所有形式的精神分裂症都会或多或少地表现出形式上的思维障碍，而从单纯型精神分裂症来看，这种思维障碍更多是指示性的，即"隐性症状"决定了患者的精神呈现。就像精神分裂症的残留物一样，这是一种慢性残留状态。老式神经安定剂对这类患者几乎起不到任何作用，而新一代的类似药物在这方面显示出了一些效果。

最后，还有紧张型精神分裂症这一形式。100多年前，它还经常被老一辈精神科医生诊断出来。患者会表现出持续紧张的状态，常常以奇怪的扭曲姿势站立数小时。今天，我们几乎看不到这种形式的精神分裂症了。

好消息——不再令人感到恐怖的疾病

目前，有一点已经十分明显，即刚才描述的精神分裂症的形式和现实中的表现很难明确区分。这显然不像埃米尔·克雷佩林和其他热衷于对此进行区分的人认为的那样容易，这不是靠在办公桌前翻阅资料就能做到的。因此，较新的分类法，如《国际疾病分类（第11 版）》（*ICD-11*），避免了这一点。它根据不同的关注点来划分精神分裂症。这样一来，对疾病的预测就将发挥更重要的作用，而这也确实是病人和亲属最关心的问题。

过去几十年的研究揭示了一些令人惊讶的结果。1/3 的精神分裂症患者能够完全恢复健康；还有 1/3 的患者虽然仍有些许障碍，但这并不妨碍他们从事工作；另外 1/3 的患者仍然遭受慢性精神疾病的困扰，而其中大约有 1/3 的人后来甚至出现了所谓的"第二次阳性拐点"，即病情看似稳定后突然恶化。精神疾病在初始发作得越明显，预测效果就越好。这种预测信息非常重要，尤其对于那些手足无措的精神病患者家属来说。他们面对患者时可以说是濒临绝望。

假设精神疾病的发展开始得比较隐蔽，没有幻觉等明显的妄想症状，那么病程往往会向更困难的方向发展。目前有专门提供给慢性精神分裂症患者的帮助。通过这些帮助，他们即便身患精神疾病，也能过上幸福的生活。而且，这些精神分裂症患者往往比他们的"正常"朋友更有智慧，因为他们有过这样一段字面意义上的奇妙经历，成功地克服了生活中的困难和危机。这些虽然是痛苦的经历，但从另一个角度看，也给他们的人生增添了独特的色彩。然而很不幸，在今天，人们仍然对"精神分裂症"这个词存在很大误解，虽然过去所有与之相关的恐怖形象早已失去了根基。

那些所谓的"正常人"最会无厘头地使用"精神分裂症"这个词，他们把它当作脏话来滥用。比如，当他们想说一个和他们对立的人的行为自相矛盾或完全无意义的时候，就喜欢说这个人有"精神分裂症"。但恰恰是"正常人"，会为了令人感到不快的理由，经常作出自相矛盾和毫无意义的行为。而真正的精神分裂症患者不会出于邪恶的意图作出某些行为，也就是说他们的行为与那些不良意图没有关联。他们产生的妄想也是连贯且一致的，这种妄想以一种高度合理的方式被组织起来，只是从一开始的基本假设就是错的。

就情报和战略思维而言，一个患有受迫害妄想症的精神分裂症患者可以与任何一位总参谋长一较高低。区别在于，总参谋长同意其指挥官的观点，即敌人真的存在，精神分裂症患者则完全凭借自己的信念去相信某件事。当然，也并不总是如此。在有些情况下，精神分裂症患者能以自己的某种人格特质，成功地说服另一个人，例如他们的配偶，来配合自己的妄想。

这样一来，精神病学家就会面临所谓的"二联性精神病"。这种情况下的夫妻双方会共同作出一些因妄想而催生的奇怪举动，比如，他们疯狂地收集箔片来对抗激光束，或者把自己捆绑在床上。妻子会愤然地写信给各种部门，并拒绝卫生机构的人进入家里，而这些人实际上只是想给丈夫治病。于是，卫生机构的人感觉很困惑。现在他们已经或多或少地恢复了冷静，而且必须找出谁才是真正的"疯子"。

顺便说一句，只要患者得到多数人的信服，而精神科医生是唯一一个坚定地相信患者有病的人，那么这位医生迟早会遇到问题。因此，需要有好心的同事从专业角度帮助他，并给予适当同情。所以，要是大家有令人信服的反驳理由，最好尽早行动起来。我们的诊所曾经收治过一位患者，这位患者坚定地声称，有一支葡萄牙乐队晚上在他的花园里演奏，打扰他夜间的休息。由于他住的地方在一个偏远的村庄，我们将各种诊断假设都考虑了一遍。最后，当我们给患者家里的亲戚打电话了解更多情况时，获悉了令人吃惊的消息：最近居然真的有一支葡萄牙乐队在这个荒凉的村庄里进行过演出。可见，精神科医生也可能犯错。他们越早意识到这一点，对患者和精神科医生自己来说就越好。因为正如之前提到的，否则那些善解人意的同事会一一来表示同情。

另外还有一些与妄想有关的疾病，但还算不上完全的精神分裂症。偏执狂就是这样一种病症，此外还有所谓的"敏感关系妄想"。这种情况多见于那些生性害羞的高度敏感女性之中，她们完全被自己的妄想所控制，但在其他方面却表现得十分正常，以至于她们关系妄想的对象被带到了绝望的边缘。我曾经遇到过一个此类妄想症患者，她日复一日地用坚定不移的爱来折磨自己的妄想对象，甚至连法庭的命令都无法阻止她的妄想行为。除此之外，她在生活的其他方面都表现得很正常，但是她无法摆脱这无望的爱情狂热。

在精神分裂症患者眼中，高层人物也扮演着重要角色。曾经有一位长期患有精神分裂症的患者，她时常有幻听并行为怪异。她在入院时声称，必须去集团见总裁，她迫切需要和总裁交谈，而总裁也已经联系过她，并给了她一些明确的信号。她在说这话时，笑得很开心。当然，患者本人对精神分裂症并不了解，她只是在亲戚的坚持下才来到医院，但她拒绝接受药物治疗。我们医生试图与她建立信任关系，但是她从一开始就表现得疑心很重、不信任感很强，而且像许多有经验的患者一样，她试图隐藏自己的妄想，原因是她总是不被人理解。后来，当她变得更信任我们时，她对我们说，她一定要与总裁结婚。

从精神分裂症角度来看，这一切都十分符合这种病症的发展逻辑。因为随着时间的推移，精神分裂症的前后一贯性会显现，患者的思想会完全融入精神分裂的思维。当然，患者不会对任何人透露这一点。

精神分裂症患者还可能形成一整套妄想系统。我记得曾在一个村庄探访过这样一位患者。这是一个类似死胡同的村庄，在村牌前5 米处有一个死胡同标志。整个村子坐落在烟雾缭绕中，周围的一切显得相当阴森恐怖。患者觉得有很多绿色的小人在围攻他，他能随处看到小绿人的影子，一个个小绿人坐在村子栅栏上，他一口咬定这些小绿人想把他干掉。身处这样偏僻又被雾气环绕的诡异环境中，我似乎可以理解他的妄想。就这样，当我们到达医院时，患者和我终于都松了一口气。

有一些自成体系的妄想症几乎充满了天马行空的，可以说是宇宙级别的奇幻想法。曾经有个患者经常和我讲述他对整个银河星系的妄想，警告我来自其他星系的威胁。但即使在讲述这些不可思议的怪诞想法时，他也总是表现得彬彬有礼、和蔼可亲。

精神分裂症患者有时给人的感觉是，他们几乎像是被某种神圣的光环所包围。他们会不自觉地将那些令人心生苦恼的人拒之门外或是从心灵上与这些人保持距离，以免接收到不必要的负面情绪，来打破他们那不稳定的自我环境屏障。所以，一般人不会真正接近他们，而是保持一个彼此尊重的距离。其实这些患者往往很有同理心，会作出感人的举动。比起一些冷眼旁观或只会笨拙地拍拍肩膀的正常人，他们可要走心多了。

一项美国研究将精神分裂症患者的理想环境特点描述为"低强度表达情绪"。反之，据统计，如果在患者家庭中，"高强度表达情绪"的氛围占上风，精神分裂症患者发病的频率更高，时间也更长。如果家中患有精神分裂症的独生子女总是被忧心忡忡的父母加以密切关注，而这个孩子也以同样的方式见证了父母的困境和担忧，那么对孩子来说，这未必是件好事。最好的做法是，如果 10 个孩子中有一个患有精神分裂症，那么就让他和别的孩子一起玩耍，对他一视同仁，不要投以过多关注。这样对这个孩子反而更有益。

"精神分裂症母亲"理论如何导致心理学灾难

但很多时候，遇到上述情况，都是说起来容易做起来难。在大学里做研究可比在现实家庭生活中与精神分裂症患者相处来得容易得多。还有什么是患者父母不曾经历和忍受过的呢！心理学界曾出现过一场与"精神分裂症母亲"这一理论有关的灾难。精神分析学家弗里达·弗洛姆 – 赖希曼（Frieda Fromm-Reichmann）曾将这一理论引入精神分析领域。按其说法，母亲的某些行为会导致孩子患上精神分裂症。这乍听起来像是一个有待论证的学术假说，但这一理论产生了戏剧性的后果。

通常来说，作为精神病学家，我们只在患者已经出现精神分裂症状时才去进一步了解他们并尝试帮助他们。然而，我曾目睹了一个健康又朝气蓬勃的 18 岁女孩是如何成为严重精神分裂症患者的。这可以说是我医生生涯中最痛心的一段经历。我甚至能够想象，当一个母亲看到自己的孩子经历这一切时，该会是多么的难过！

但当我再细想，如果患者的母亲被指责为罪魁祸首，应对此负全部责任，这又是一种多么残忍的控诉！这几乎是我可以想象到的最残酷的精神枷锁。"精神分裂症母亲"这一理论致使很多患者的母亲走上自杀的道路。10 年后，这一理论才被精神分析学界抛弃，原因是其缺乏对致病行为的具体解释，而且其产生了截然不同的影响。但那些为此死去的母亲们是不可挽回的。

我们当然可以对如何与精神分裂症患者相处给出很好的建议。比如，要有条不紊地与他们进行沟通，不要施加太多压力；要保持理智，不要太情绪化。但作为患者父母，要做到这些真的太难了！毕竟谁要是亲眼看到自己的孩子变得越来越奇怪、越来越远离人群，并可能切断所有的社会联系，甚至不再有一丁点儿正常的表现，都不可能自如地做到上述建议中要求的事。所以，当精神分裂症的疾病特征开始慢慢发展时，也就是"生命线的拐点"出现时，作为父母，要理智清醒地对待这一病症，千万不要太情绪化，一定要保持良好的心态，同时尽量不要对患者作出"过度保护"的行为。说到底，父母的行为并不是精神分裂症产生的原因，而是疾病的结果。

精神分裂症本质上是一种遗传性疾病。但即便如此，我们在使用此类表达时仍需保持谨慎。如果患者的亲属问我："精神分裂症是否会遗传？"我首先会回答："不会遗传。"这个问题的出发点通常基于此种假设，即精神分裂症会自动遗传给患者的所有后代，或者至少是大多数后代，而这种设想从一开始就是错误的。如前所述，德国所有人口患精神分裂症的风险大约只有1%。若母亲是精神分裂症患者，那么她的孩子患有同样疾病的风险约为12%，也就是患病概率是一般人的12倍。换句话说，患病母亲每生8个孩子，平均会有一个患上精神分裂症。

这种遗传因素还有一个重要的解释作用，即明确孩子的精神分裂症不是由父母的错误行为导致的，只是父母的某些不当行为可能会成为精神分裂症发作的催化剂。任何"非特定的压力"都可能成为这种催化剂。比如，陷入恋爱、经历失望、极致的幸福或深深的绝望。同样有这种效果的，还有类似肺炎这样的身体疾病。

但是，即使没有这种外部压力，也可能出现精神分裂的发作现象。然而，"把人逼疯"其实是一种无稽之谈，至今仍在许多电影中被提及。当然，严重的创伤也能够损害一个人的心理健康。我将在后面的章节讲述创伤后应激障碍这一现象，这可以说是最为严重的一种后果。但不管是何种心理创伤，都不可能让一个人"患上"精神分裂症。

这就是为什么当孩子初次被诊断为患有精神分裂症或者其他严重的精神疾病时，医生要与父母进行详细的沟通。这一点非常重要，因为根据我的经验，几乎所有面临这种情况的父母，都对他们的孩子充满了深深的愧疚感。他们担心自己在孩子的成长过程中犯了重大的错误，才导致精神分裂症的产生。

在这种时候，作为主治医生，我总是不容置疑地以权威一方的立场和他们解释，他们绝对不用为孩子的精神分裂症感到无比自责，这种疾病并不是由他们的行为导致的。父母可以说是除患者本人外的第二受害者，而且他们往往比患者遭受着更大的痛苦。因此，了解精神分裂症的产生原因显得十分重要。在我出版第一本《疯狂时代》一书时，我收到了一位 80 岁老太太的来信。她在信中说，她的女儿患有精神分裂症，而医生将其归咎于父母错误的教育方式，这深深地打击了她和她的丈夫。在读过我的书后，她对我表示感谢，因为她在我的书中找到了内心的平静。

事实证明，单纯拿个人主义的观点来解读精神病患者是远远不够的。每个人，不管在快乐还是痛苦的境遇下，都会给他人带去一定的意义。这些周遭的人也许会受到牵连而同样遭受痛苦，但他们同时也给受困者提供了某种疗愈。因此，互帮互助的自助组织在这方面扮演着重要的角色。患者的亲属们在这里找到共鸣，互相支持帮助，从而不再觉得孤立无援。

一般来说，患者亲属都需要参与精神疾病的治疗，这一点对治疗过程来说非常重要。大多数时候，患者都能接受这一点。即使患者想对自己的精神疾病保密，并且要求医生也履行保密义务，但从医学上来看，没有禁止医生了解相关信息的规定。患者亲属在治疗中充当着重要的信息传递者的角色，如果缺乏这方面的信息，医生很容易有所疏忽，也很难在治疗中谨慎行事。另外，在对患者进行进一步的治疗规划时，亲属也是不可或缺的角色。

对精神分裂症的治疗主要依靠药物治疗，常用药物就是我们熟悉的神经抑制剂或抗精神病药物。此类药物能起到防止精神疾病复发的效果。治疗过程中，有必要对特定患者进行药物尝试，以找出最有效且合适的治疗药物。当然，心理治疗始终都很重要。目前一些其他的治疗方法，比如工作疗法、运动疗法等，也发挥了一定疗效。但不得不承认，针对精神疾病的急性发作，特效药并不是我们这些所谓的"杰出的治疗师"，而是最普通但有效的精神类药物。

在药物时代之初，此类药物的使用仍然存有争议。不乏有一些心理治疗师，他们的雄心壮志是完全脱离精神药物来治疗精神分裂症。当然，他们早已意识到这种想法的错误之处。在治疗精神分裂症患者时，如果不给他们提供最基本的现代精神药物治疗来缓解他们的痛苦，那么就可以说是一种医疗事故。正如前面提到过的克劳斯·高格，他自己也是一名精神分裂症患者，他甚至在其著作中宣布，药物治疗是患者人权的体现。药物治疗中的神经安定剂是一种有效的治疗措施，它们可以帮助患者摆脱痛苦，使患者能够重新过上相对正常的生活。在某些情况下，患者甚至能在精神方面完全恢复健康。

任何人，只要经历过数月的精神疾病痛苦，并且在尝试了自然疗法、精神疗法甚至是其他的一些带有迷信色彩的秘密疗法后，终于通过正确的药物治疗摆脱了这种痛苦，那么他们肯定不会对药物治疗怀有任何敌意。但同时，我们也不能一味地依赖和吹捧药物治疗，唯药物治疗至上的想法也要不得。如果患者坚决不想接受药物治疗，从长远来看，也有其他的治疗方法可提供帮助。

精神分裂症患者和正常人——恼人的关系

在对患者进行药物治疗时，除了药物的疗效，患者也会不可避免地感受到药物带来的不良副作用。因此，让相对有经验的患者配合参与治疗，是一种很好的合作方式，这样他们自己就可以在药物的积极疗效和消极副作用之间作出权衡。有的患者还对神经类药物的科学文献非常了解。有时候，我会给他们介绍一种新的神经安定剂，并给他们提供可参考的相关的科学文献，这样他们就可以自己决定是否要尝试这种新药。

对自身病情有一定了解的患者，能够学会控制所用药物的剂量。这未尝不是一件好事，这样一来，患者能真正体验到药物作为一种治疗方法带来的效果，同时也对自己的病情拥有了掌控感。通过这种方式，患者能学会更好地与疾病相处，不高估也不低估自己的掌控能力，不会过度消耗自己。那么在精神疾病急性发作时，他们能及时作出反馈，抑制自己的冲动，不至于令本就敏感脆弱的神经受到更多的损害。

现在还有一些自发的救助组织，有相同遭遇的人可以在其中进行交流，并学会维护自己的权利。对那些不够重视患者的主观意愿和决定的医生，患者也能在此类组织中获取帮助，了解如何与之抗衡，为自己争取权益。可以说，有经验的患者比我们这些受过高等教育的医生更了解自己的疾病。所以，作为医生，偶尔确实需要表现得谦虚一点才行，这对我们行医也有好处。

对于慢性精神分裂症患者来说，在生活中引入一个明确的组织结构十分重要。比如，我曾经负责的一个集体宿舍就出现过患者情绪失控的情况。在那里，每个人都试图理解其他人，人们谈论自己的感受，工作人员对待患者就像对待自己的朋友一样。于是患者频繁出现情绪混乱的情况，一次又一次地被送进医院。

后来，一位社会工作者成了新的经理。他给集体宿舍建立了明确的内部结构，要求所有工作人员和患者之间都用尊称，而且患者可以就某些问题向管理层投诉。同时，他也对患者个人提出了要求，居住在那里的患者应对自己的行为负责。从此以后，集体宿舍的气氛骤然改变，患者们仿佛一夜之间变得更成熟了，他们也不再那么频繁地进出医院。甚至那位患有慢性精神分裂症的 L 先生，都发生了改变。要知道，从前的他，除了会说几句前言不搭后语的话和写一些完全看不懂的文字，可是什么都不做的。而现在，在面对新员工时，他会主动上前打招呼，并用十分清楚明白的口吻说道："我是 L 先生，请对我使用尊称。"患者集体宿舍一经整顿后，每个人的个人界限得到了尊重。这对所有患者来说都有好处。

说到这位 L 先生，他尽管有时举止稍显冷漠，却很讨人喜欢。他时不时就想去法国斯特拉斯堡的欧洲人权法院，然后又被警察带回来，这使他对警察感到很生气。于是，他花了几个月的时间，在自己的房间里练习诉讼审判，写出的诉状有好几页纸，但内容却让人完全无法理解。

尽管如此，L 先生还是乐于为其他住户和工作人员朗读这些诉讼文本，并要求听众对此全神贯注。但通篇读下来，除了只有他自己能理解的、极度主观且没有逻辑的话语，听的人没有得到任何有效信息。即便如此，大家还是很喜欢 L 先生。这一点可能与精神分裂症患者拥有比一般人更敏感的感受力有关。从这方面来看，这也可以说是一种能力。比如，诗人荷尔德林（Hölderlin）[1] 以及我们这个时代的罗伯特·瓦尔泽（Robert Walser）[2]，他们都在精神病院度过了人生中的很长一段时间。还有著名画家文森特·梵高（Vincent van Gogh），他可能也患有精神分裂症。

我曾经遇到过一个非常虔诚的年轻人，一心想进入某个宗教团体。虽然他患有精神疾病，但他能够很好地将现实世界和精神世界分离开来。修道院里的秩序令他获益，他带着精神上的苦痛过着

---

[1]　德国诗人，古典浪漫诗歌的先驱。——编者注
[2]　瑞士作家，20 世纪德语文学的大师。——编者注

宗教生活。虽然感觉很累，但他也正因如此而显得更加虔诚。这样看来，精神分裂症成员有时也能以他独特的生活方式为集体作出贡献，从而带来一些思想精神上的深刻启发。

精神分裂症患者其实和所有正常人一样聪明，而且比起一些诡计多端的正常人，精神分裂症患者不会使用狡猾的手段去欺骗别人。但因为他们通常会由于过于诚实而有糟糕的经历，所以他们并不总是说出真实的想法。然而，当他们真的想说什么的时候，他们确实比大部分人要更真实。甚至可以说，精神分裂症患者有时会经历由自己的主观真实而带来的麻烦。至于他们如何应对这种情况，也足够令人印象深刻。

不管怎么说，精神分裂症患者从未发动或领导过战争。我的精神分裂症患者中没有一个是经济罪犯，也没有品格不佳的人。当然，在正常人看来，他们的某些怪癖和不合群会在这个本就无可救药的"正常社会"中显得格格不入，并冒犯到一些人。在精神分裂症的急性发病期，他们也确实会变得具有攻击性。然而，那些对人性还保留着足够敏感度的人，可以从这些患者的缤纷多彩的人格中获益。

另外，值得一提的是，精神分裂症患者从不感到迷失，这点也可能与常人不同。有一次，我用幽默的口吻向一个好朋友解释这些患者是如何被送到我的医院的。朋友听了后一脸茫然。当我第三次作出解释，他还是完全不明白时，我终于忍不住喊道："你只要开车到科隆南部，打伤那里的一个警察，然后告诉他这是因为你头脑里的声音命令你去这么做，那么你最后肯定会被送来我这里就医！"看吧，真正有问题的是那些正常人。

任何一种低估精神分裂症患者或高估那些"正常人"的想法，都会使我们误入歧途。因为有一点将我们所有人联系在一起，即犯错是人之常情。或者用歌德（Goethe）的话说："人只要努力去追求什么，那他就会犯错。"

04

如上天堂般欢乐，如临死亡般悲伤

——抑郁症和躁狂症

如上天堂般欢乐，如临死亡般悲伤。有谁会同时经历这两种感受呢？对于患有某种疾病的人来说，他们真的能同时体会这种极端的高潮和低谷感受。

抑郁症——苦中作乐之处

曾经有这样一位患者，他在事业的黄金时期陷入绝望的深渊。连续几个月，他都心情沉闷，提不起精神，不再对任何东西感兴趣。他缺乏动力做一切事情，并很快感到疲乏。他的睡眠也受到干扰，对食物也是味同嚼蜡。他时常有种恐惧心理，担心自己所做的一切都会付诸东流。但实际上，他的担心根本就是多余的，根本就不存在什么问题。他有一份好工作，有个善解人意的好妻子，他的孩子也已经长大，妻子和孩子都一直很支持他。实际上，他本可以好好享受生活。晚上悠闲放松地坐在扶手椅上，与妻子喝上一杯好酒。

可相反的是，他从早晨起床后就开始感到焦虑和不安。一想到即将面对漫长而疲惫的一天，他的心情就变得很沉重。该如何熬过令人焦虑的一切呢？他觉得自己肯定会毁了自己的家庭，使家人陷入贫困。他应该为自己的堕落负责，并且还应该为他的公司、朋友以及他的家庭问题负责。一想到这里，他就备感气愤。这些问题永远不会消失，一直在困扰着他。

于是，他再也无法享受阳光，享受生活赠予的美好了。他觉得自己根本不配，而他几乎连为此感到悲伤的能力都失去了。没错，就在几个月前，他还在为自己的命运哭泣。然而某一天，他竟连眼泪都流干了。他感觉内心像一块石头般死寂。他仿佛无助地被卷入一团黑色的虚无中，没有丝毫感觉，只是被那无尽的绝望拉得越来越远。

有经验的精神病学家会说，凭借长期的经验，人们可以在一定程度上理解精神分裂症患者。但对于重度抑郁症则不然，这种从内心深处产生的重度忧郁症状，很难让人理解。今天我们所说的"抑郁症"这个词具有一定的误导性。一些人会将此理解为，在亲人去世时感受到的强烈悲伤，或是与所爱之人分手时的那种痛苦情绪，让人连续几天甚至几周都沉浸其中，无法自拔。但这些都与抑郁症患者从内心深处流露出的沮丧情绪相去甚远。美国心理治疗师史蒂夫·德·沙泽曾说，治疗师们最喜欢使用"抑郁症"这个词，但基本上没有人知道它到底是什么，因为每个人都把自己非常主观的想法与"抑郁症"这个词联系在一起。

我们曾治疗过一位真正与众不同的患者。她在正常状态下能让在场的人都十分激动，但如果她只能用她的方式让少数人感到愉悦，那么她就会陷入"她的"抑郁状态。她在这种发病阶段受了很多苦，因此，我们用抗抑郁药治疗这个外表看起来根本不像有抑郁症的患者，直到患者的这种发病阶段持续消退。同时我们还给患者服用具有预防作用的镇静剂来稳定其情绪。所以，对于这位患者来说，对抑郁症的感知主要是主观的。

每当听到"抑郁症"这个词，大家都会联想到自己生活中比较负面、消沉的阶段。他们通常经历了一些悲伤的事件，导致情绪的急剧变糟和失落。但实际上，这一切都与病态的抑郁症没有关系。对生活中的悲伤事件作出难过的反应，并不是病态的表现，而是一种十分正常的情绪反馈。而那些原本没有抑郁症的正常人，在某些"心理专家"的刺激下，将自身的这些负面情绪夸张放大为一种疾病。当他们过多地关注自身的情绪问题，甚至慢慢发展为精神障碍时，会受到很大的伤害。所以，"抑郁症"这个词其实很难概括这种情绪状况。

人们也曾试图将内心的这种抑郁情结称为"忧郁症"，用来区别无处不在的"抑郁症"表述，但这个词并没能成功为大众所用。无论如何，有一点是清楚的：这里所说的严重抑郁症，无法简单理解为因生活重压而导致的抑郁情绪。因此，它也不是可以用生活中的任意事件来作出解释的。即使不是那么具体的压力事件，在个别特殊情况下，也可能成为抑郁症的触发因素，但这并不是其源头。严重的抑郁症不仅仅有过度劳累或精疲力竭这些表现。另外，受影响的患者亲属也经常受到不公正的指责。恰恰因为这一点，我在这里必须明确指出，没有人应该为重度抑郁的出现而受到谴责。这种由内心升起的负面抑郁倾向，很多时候都带有显著的遗传因素。

因此，大脑中的代谢紊乱可以作为描述这种抑郁症的最佳方式。目前针对代谢紊乱，主要通过使用代谢产品来治疗，即药物治疗。这种疾病一般都具有自身的发展规律。患者在严重阶段会回避与人的正常交流，之后便是拒绝接受专业的心理治疗。在非常严重的情况下，甚至会伴随着抑郁症妄想的出现。比如，贫穷妄想、自责内疚的妄想心理，以及病症永远不会好转的悲观妄想。有时患者甚至还会出现由抑郁症引起的幻听。

然而，对于抑郁症，说再多也无济于事。这种疾病给患者带来了无尽的痛苦，这是它最负面的影响。好在抑郁症是可以被治愈的，患者完全可以恢复健康。同样令人难受的是，抑郁症患者不仅遭受着疾病的折磨，往往还要受到其他"正常人"的折磨。后者的那些所谓的"好建议"会使抑郁症患者真正感到难以忍受。患者总是一次又一次地被拉去参加一些他根本无法进行的活动，从而经历更严重的自信心受损。

这里还可以举一个例子。作为家庭主妇的女主人早上因为身体不适无法起床，于是她的丈夫以愤怒的口吻催促她起床，并且责怪她说她就是因为这么晚还不起床活动，所以身体才感到不对劲儿。但事实是，女主人受抑郁症影响根本无法下床活动。因此，在这种情况下，住院本身对患者来说是一种很大的解脱。住院后，患者将不再面对这种日常的压迫，也就不会再感受到因无法进行日常活动而产生的无力感和对自己的失望情绪。

通常来说，即使是来自他人出于好意的鼓励，如"振作起来"，或者是听上去很真实的善意的谎言，如"其实情况并没有那么糟糕，一切还是很棒的"，往往也只会引发重度抑郁症患者的另一种抑郁情绪。他们会觉得自己什么都干不了，甚至连为美好事物感到高兴的能力都缺失了。假日旅行对这类患者来说也可能成为一种折磨。在宜人的天气下，他们能够体会到度假者快乐的心情，然而自己的内心却毫无波澜，沉寂得像一块石头。他们仍然被抑郁情绪笼罩。这种明显的反差只会加重抑郁者的负面情绪。

但凡事都有两面性，包括抑郁症。它也有给人希望的一面：重度抑郁症是可被治疗的。患者在某个阶段会摆脱这种病症，但没有人能准确预测它结束的时间，不过至少它总会结束。著名的精神病学家汉斯·比尔格－普林茨（Hans Bürger-Prinz）在他20世纪30年代的回忆录中，描述了一个奇特的案例。有一位来自莱比锡的十分富有的实业家，他的妻子突然患上了严重的抑郁症，于是她去咨询心理医生。但在当时还没有真正有效的药物治疗方法。因此，多年来，她几乎看遍了欧洲所有叫得上名的精神病学家，但没有人可以帮助她。就这样，过了 17 年。当所有人都觉得没有希望时，某天早晨，她醒来后，一切恢复了正常。她完全自愈了，抑郁症自行消失了，她又回到了原来的健康状态。她欣喜若狂，并邀请了所有问诊过的医生参加她举办的盛大聚会。于是，欧洲精神病学界的精英们汇聚一堂，庆祝他们自己的失败和这位患者的喜悦。她终于摆脱了抑郁症的折磨。

回到我们在这部分最开始提到的那位抑郁症患者身上。他不再对病情的改善抱有任何希望，并不时地想到自杀。但他用可信的口吻向我们承诺他不会在住院期间做伤害自己的事。我不得不反复地向他保证他的病会好转。我们对他进行了药物治疗，所有附带的谈话治疗都不可避免地围绕他的无望情绪展开，但他无法产生任何有效的观念转变。我们对他使用的第一种抗抑郁药没有起作用，于是尝试了另一种药物，这一次有了效果。患者的心情变得开朗起来，又恢复了生活的动力，无望感也随之消失。患者长久以来第一次能够谈论除抑郁心情以外的事情，并且久违地表现出兴趣和投入自身情感。他的妻子首先注意到了这种好的改变，后来护理人员和我们医生也看到了这种好转现象。但遗憾的是，患者自己通常是最后一个注意到这种改善情况的人。直到最后，患者觉察到自己在慢慢恢复，状况越来越好。他喜不自禁。

出院后，他一开始在工作中表现得过于亢奋，在私人生活中也

155

展露出过于夸张的开朗情绪。在经历过那么漫长的黑暗抑郁期后，实际上这一点很好理解。但精神病学家把这称为"轻躁狂症后遗症"，并把它归类为双相情感障碍。这样的后遗症表现其实只是暂时的，这是抑郁症明确结束的标志。

在抑郁症消退后再次与患者进行深谈，是一件很有意思的事。他们记得患病时期的一切，甚至包括医生那充满希望的话语，和他们对此深深的怀疑。他们记得在治疗过程中的表现："尽管当时我无法相信，但不能失去恢复健康的信念，这很重要。医生，您一直是这么说的！"这很大程度上要归功于现代抗抑郁药，它们可以帮助患者结束常年来所受的煎熬。平均而言，这种抑郁症阶段在没有治疗的情况下会持续约半年时间。因此，及时和正确的治疗具有不可估量的重要性，特别是考虑到抗抑郁药通常在2~3周后才起作用。对于患者来说，没有抑郁症折磨的每一天都是如重获新生般精彩的一天。

心理治疗，特别是认知行为治疗，在改善严重抑郁症方面发挥着重要作用。目前，对于慢性抑郁症，认知行为分析系统心理疗法（cognitive behavioral analysis system of psychotherapy）成为流行的治疗手段。这种方法由詹姆斯·麦卡洛（James McCullough）发明，他曾长期处于抑郁状态。通过这种方法，他成功帮助自己摆脱痛苦。

当然，还有其他有用的治疗方法，如工作疗法、艺术疗法、音乐疗法和体育疗法等，这些疗法都能给患者提供重要的帮助。睡眠剥夺疗法也被专门用于治疗抑郁症，而光照疗法可能对于多发的季节性抑郁症的治疗更有效。通过这种疗法，人工光照可以帮助在黑暗寒冷季节发病的抑郁症患者从他们低落的情绪中走出来。但总的来说，精神药物的使用在抗抑郁治疗中起着决定性作用。在几类药物治疗的尝试都失败的情况下，可以考虑对严重的抑郁症患者使用电休克疗法。

抑郁症被称作"大众疾病"，这可能过于夸张。正如之前提到过的，不是每一种自然而然的悲伤情绪反应都会被纳入抑郁症的范畴。而且最近的研究表明，抑郁症人群并没有呈现增加的趋势。全世界大约有 3%~4% 的人，在其一生中经历过重度抑郁症阶段。放眼世界，很多著名且极具天赋的非凡人物，在他们的生命中都有过被抑郁症折磨的阶段，如作家欧内斯特·海明威（Ernest Hemingway）、画家雨果·凡·德·古斯（Hugo van der Goes）和许多性格敏感的艺术家。

很多人都会对自己的抑郁症保持沉默，但时不时就会有人主动揭开自己的病症。很受欢迎的小丑表演者维利伯特·保尔斯（Willibert Pauels）就向大众公开了他的抑郁症，他还出版了一本十分感人的关于抑郁症的书籍。还有一本非常值得一读的书是精神病学家皮特·库珀（Piet Kuiper）写的《侵蚀灵魂》（*Seelenfinsternis*）。皮特自己也曾患有抑郁症，他在书中生动地描述了这段抑郁症经历。

自毁的想法——遭受抑郁症折磨的飞行员

然而，抑郁症的治疗并不总能成功。有些人会因抑郁症而自杀身亡，这通常发生在抑郁症的恢复阶段。这一阶段的患者，慢慢恢复生活的动力，但情绪仍然十分低落。患者的自杀行为会对亲属造成很严重的打击，医生和其他治疗师也会受到冲击，他们为自己的失败治疗而感到悲伤。但事实并非如此简单。

患者的自杀确实有可能是治疗不当的结果，在这种情况下，这就是医生和治疗师的失败。然而，自杀也反映了每个患者病情发展的不可预测性，这也说明了患者拥有对其尊严的自由支配权。当然，我们仍然要采取一切合理措施，防止抑郁症患者选择自杀。因为这通常不是受他的自由意志支配而作出的选择，而是受到了抑郁症的影响。但是，当自杀发生后，我们必须意识到一点，即我们永远无法从外部清楚地说明，抑郁症患者的自由意志或是疾病本身会对患者造成哪些影响。而医生也不可能完全掌控这些信息，否则精神病学就会变成某种形式的极权主义。

如果在患者的腿上绑一个铁球，并在一旁安排警卫日夜看守，肯定可以防止自杀的发生，但这种完全的人身控制是不人道的。这不但不会使患者从本就有的抑郁情绪中走出来，反而会把他们推入更深的抑郁沼泽。人道的精神病学必须始终以患者的个人自由和责任意识为基础，这也意味着有时需要承担一定的风险。

自杀行为可能出现在所有精神疾病中。然而，在对待有严重自杀倾向的患者时，一般必须遵守某些标准。有一点很重要，就是要始终认真处理患者在自杀倾向上给出的某些暗示。没有经验的人往往害怕自己对此提出的一些具体问题会加深患者的自杀念头，所以他们选择回避这个话题，但这种想法根本就是错误的。当一个人有自杀的念头时，他往往被孤独包围着，他会觉得不能和任何人谈论这个话题。他肯定不能和陌生人谈论，也不想和朋友们诉说，让他们担心，更不想用这样的话题来震惊到身边的亲人，所以最后只能独自面对这个可怕的念头。

这种时候，作为医生，当我们问患者是否有过自杀的念头时，患者会一下子感到如释重负，并开始滔滔不绝。他觉得终于可以和另一个人讨论这个令人痛苦的话题了。如果你问患者，最后一次有自杀念头是在什么时候，那么得到的回答很可能是"3 小时前"，这丝毫不奇怪。如果你继续追问他是否已经想好了如何具体实施自杀，那么他会说一切都已经详细计划好了。可见危险时刻已迫在眉睫，必须采取措施。

普通人无法提供进一步帮助，应该马上叫来专家，最好是精神科医生，或者把患者带到适合的精神病诊所。当患者作出这种具体的自杀宣言后，身边人就不应该离开他，不能让他独自一人待着。通常来说，患者很容易明白，这样的话题会令非专业人士不知所措。这对那些与患者的情感牵绊较深的亲友和配偶来说，尤其如此。

如果精神科医生最后得出患者已经摆脱了具体的自杀念头的结论，那么就算完成了职责。要知道，到目前为止，大多数自杀者都是向照顾他们的护理人员袒露自己的自杀想法。当然，在面对婚姻危机、被解雇或类似事件时，当事人可能会单纯地用自杀威胁来给对方施加压力。但即便如此，认真对待并寻求专业帮助也是明智之举。这样一来，仅仅将自杀作为威胁手段的人，以后也会更加谨慎。

专业人士可以根据什么迹象来推测患者有严重的自杀倾向？基本上可以参照下面这几点。如果患者被困在自杀的念头中无法脱离，不再制订任何未来的计划，并且觉得生活中不再有值得为之而活的人或事，特别是当患者本人已经产生自杀的幻觉时，那么程度就很严重了。还有一点，如果患者的自杀倾向也被其家庭或朋友获悉，尤其是当他已经尝试过自杀行为时，那么这一层的心理障碍会减轻些。

然而，在认识到了患者的自杀倾向后，下一步该怎么做？起决定性作用的是，能否与患者建立一种治疗关系，并在其他基础上与患者形成约定，即患者至少在治疗期间不会作出伤害自己的行为。如果患者能够接受这种治疗建议，那么在极个别情况下，我们甚至可以将他当作门诊病人来治疗。但无论如何，治疗都必须在开放性的精神病院进行。

如果精神病患者有严重的自杀倾向，但没有能力达成治疗约定，也不愿意接受治疗，那么出于保护患者的目的，就必须将其强制送进负责此类疾病的精神病院。监管部门或警方可以在取得正规医生专家的鉴定意见后，马上下令执行将患者收治进医院。但不管怎么说，在违背患者意愿的情况下强行使其入院，是一件非常困难的事。尤其对亲属而言，更是如此。

然而，必须指出，几乎所有经历类似事件的患者，在事后恢复健康时都会对他们的亲属以及与此相关的人员和机构报以真诚的感谢。因为是他们拯救了自己的生命，而这也正是一切外界干预的目的所在。要知道，不是只有手术可以拯救生命，某些情况下的强制入院措施也能挽救患者的生命。这里起决定性作用的不是通常意义上的安全措施，而是令人信赖的治疗关系和对相关精神疾病的专业治疗手段。而如果没有对患者施行强制入院，患者根本就没有机会接受相关治疗。

公众对自杀问题的看待方式仍然充满着不确定性。通常来说，媒体会以很负责的姿态来处理这种话题。媒体通常不会对此进行报道，以免引起一些模仿行为，也就是我们所说的“维特效应”（Werther-Effect）[①]。足球守门员罗伯特·恩克（Robert Enke）曾卧轨自杀，他的妻子特雷莎·恩克（Teresa Enke）后来就此召开了令人印象深刻的新闻发布会，她在发布会上向公众讲述了罗伯特的重度抑郁症遭遇。即便如此，罗伯特还是无意中将很多人引向了死亡的深渊。后来经过详细调查，足足有几十个人效仿了他的自杀行为。

---

① 即自杀事件在媒体中的传播会导致一定时期内自杀率的上升。——译者注

这么看来，可能太隆重的哀悼仪式也不是一个好主意。

德国之翼航空公司坠机事件涉事飞行员安德烈亚斯·卢比茨（Andreas Lubitz）大概也遭受了同样的抑郁症折磨。我猜想，当他施行自杀行为时，根本没有想到飞机上即将与他一同葬身的150名乘客。他当时独自在驾驶舱里，看到的只是面前的山崖和他渴望的死亡归宿。但是，公众却给出了完全不同的反应，甚至连他的亲属也必须面对外界的激烈攻击。这两个案例无疑都与当事人所患的疾病，即抑郁症，有很大关联。这种疾病限制了他们的自由。如果他们当初拥有作出其他选择的自由，那么这在多大程度上会改变自杀的结局？这一点永远无法确定。

躁狂症——讲堂上的气氛

对于精神病学家来说，最高兴的时刻莫过于看着一个个抑郁症患者康复。但这一路的康复陪伴也伴随着很多艰辛和乏味的体验。在讲堂上，精神病学教授沃格尔面对台下坐着的一众患者，他们看上去都沉浸在自己的世界中。从患者郁闷的坐姿可以看出他们所承受的抑郁症负担。教授与患者的谈话以安静而低沉的语调结束，之后，有的患者便站起身，耷拉着肩膀离开讲堂。沃格尔教授继续解释抑郁症的一些特点。

突然间，讲堂的门被猛地打开。一位身材圆润、身着黑衣的红发中年妇女冲上了讲台，大声喊着："沃格尔，太好了，你也在这里！"她伸出的食指上悬挂着一个小手提包。沃格尔教授立即摆出一副欢快的、不慌不忙的姿态。很显然，这位破门而入的患者得的不是抑郁症。相反，她深刻地展现了双相情感障碍的另一个极端表现，即躁狂症。她接下来一口气到底、没有一处停顿地说了一大串话。她不带喘气地说起，昨天她又坐车去参加演出了，演出获得了观众的一致好评，观众们甚至还为她起立鼓掌。

接着，她又将话头指向教授，说道："沃格尔，你为什么和我使用尊称？怎么突然变得那么客气了！现在的人们脸皮真是越来越薄了。昨天我在肉店，问起店员有没有过出轨行为。她立马就脸红了，连说话也结巴了。肉店的客人们肯定对这个话题感兴趣，不打紧，顾客至上嘛，哪儿都一样，甚至在你这里也是。话说回来，沃格尔，台下坐着的这些人在这里干什么呢？"教授回答道："他们是我的学生。"红发女患者于是说道："那我岂不是成了给学生吃的什锦甜食。顺便说一下，我可不喜欢这玩意儿，太粘牙了。我还是喜欢我的卡尔·海因茨，他总是能满足我的愿望。然后突然有一天，他离开了我。不对，确切地说，是我离开了他。我打了辆车去汉堡，我们曾经一起坐出租车从波恩去汉堡，在阿尔斯特河旁喝咖啡，然后再打道回府。我一直都想这么做来着。他真的是个好人。为什么人们要用'好人'这个词语，而不是'傻乎乎'呢？实际上，这很不礼貌。你们男人总是将更好的词汇据为己有。对了，沃格尔，你连指甲都还没剪，你可要好好照顾自己。你怎么什么话都不说？那我还是走吧。"

教授这时候终于开口问道："你觉得自己生病了吗？"患者立马回道："病了？哪里看出来我病了？我从来没有像现在这样健康过！你虽然是医学教授，但你也不是无所不知。你把健康的人说成有病，只是因为你想把医院的病床填满而已。其实我比以前更富有创造力，我也不再需要睡眠了，昨天晚上我还写了一本小说。你反而变得庸俗起来。"这时候教授打断她的话，说道："你还有什么重要的话要说吗？"患者回答："没有了，再说我现在也没时间了，我还得去别的地方呢，那里也需要我。再见了，朋友们。那个发型很酷的学生，你叫什么名字？算了，我这就走了。你们可要注意听讲，可以从教授那儿学到很多东西。"这么说着，红发女患者一下子站了起来，拿起手提包，又把它在食指上转了一圈，然后在我们这些学生热烈的掌声中离开了讲堂。

沃格尔教授甚至无须向我们多作解释。很显然，这位女患者患有严重的躁狂症。她说的话令人毫无头绪，严重偏离逻辑，这是一种思维障碍的表现。她的一些宽泛的联想在某种程度上还能被理解，而精神分裂症患者所表现出的思绪混乱则意味着真正的思维障碍。在与这位躁狂症患者的交谈中，教授始终保持轻松的坐姿，有时双手放在脖子后方，身体微仰。他这样做是为了表达对患者的共情，因为他也几乎插不上任何话。

　　与躁狂症患者打交道需要具备敏锐的鉴别力和细致的理解力。一方面，躁狂症患者说的话可能真的很好笑，治疗师也会发自肺腑地笑出声来。另一方面，必须谨慎对待的是，患者常常会表现得非常令人尴尬。过一段时间，患者自己会回忆起这段尴尬经历，包括来自那些无知者的幸灾乐祸的笑。

　　与躁狂症患者打交道从头到尾就像在走钢丝。在这个过程中，我们要始终努力与患者保持一种尊重的关系，同时也要维护患者的尊严。当然，这需要作出一些妥协。医生虽然不必事事忍让，但必须考虑到，患者毫无界限的言论是由疾病引起的。躁狂症患者在发病阶段的思维会表现得十分活跃，他们很容易注意到错误，但会不顾虑别人的感受，就将错都归到对方身上。有时候，这真的会让作为医生的我们陷入麻烦。

　　患者的激动情绪伴随着欣喜若狂的感觉，这种感觉有时会上升为狂妄自大。我记得一个身材瘦削、为人正直、办事一丝不苟的银行职员第一次经历躁狂症的场面。尽管他每句话都以"作为一个社会人和会计，我觉得……"开始，但从他对所有事情和他人的评估中，可以看出他狂妄自大的一面。这表现为，他始终无法决定自己是想成为总统，还是想做教皇。但他以一贯友好的语气表示道，我们这些凡夫俗子必须耐心等待，直到他决定自己究竟适合哪种最高职位。尽管如此，他还是遵照医嘱，服用了药物。因此他能够在决定选择最符合内心感受的世界观之前，慢慢找到生活的平衡。他最终恢复了健康，并再次发现，没有比做一名会计更加幸福的事了。

对躁狂症的诊断并不总是那么容易。医生不管面对的是一个性格开朗、相当正常的人，还是一个急需治疗的患者，往往都要依靠来自亲属的陈述来作出判断。另外值得注意的是，首先要关注的是患者在治疗结束后是否真的能回归到正常的生活。

躁狂症患者不止一次地登上新闻头条。试想一下一位身着牛仔服的律师举着枪冲进酒吧"解救"一位女郎的场面。然而这根本就是多此一举，因为她根本不想被解救。不太了解躁狂症的公众肯定会觉得这种场面很有趣。但即使是这种程度的患者，也完全能够康复。

有一家大公司的高管在试用期内表现出躁狂症的症状，他表现得情绪过于高涨。当这一阶段过去后，患者的医疗保密性被解除。精神科医生可以对病症作出解释，这样就能确保患者不被解雇。毕竟，躁狂症可以完全被治愈，患者能够康复。这样一来，公司能留住一个心存感激、积极性高的员工，而患者也能保住自己的工作。

曾经有个我们熟悉的躁狂症患者被二次收治入院。她虽然心情不错，但也有点烦躁。烦躁的表现就是躁狂症不那么令人愉快的一面。患者在家里吵闹了一番，最后被违背意愿地收治进了医院。我们当时很喜欢她，因为在她躁狂症发病时，她总是展现丰富的想象力，经常对我们发表些具有原创性和揭露性的言论，虽然也会时不时地鼓捣起恶作剧，给我们捣乱。当然，我们还是为她制订了很好的治疗方案。

后来她的病情得到了改善，她获准在医院的管辖范围内外出。一开始，我们并没有觉得有什么异常。但我们没有意识到的是，这位女躁狂症患者所认为的医院管辖区要比我们想象的广阔得多。于是，在她离开大约一小时后，我们接到了从当地警察局打来的紧急电话。女患者使那里的值班警察陷入了麻烦。警察说他们那里来了一个"逃跑"的患者，她现在正在值班室的桌子上跳舞。警察问我们，是否可以派几个"警卫"来把她带回相关机构。他当然指的是收治患者的医院。于是我们让医院里身材最娇小的见习护士去了警察局，她镇定地把患者安然无恙地带回了医院。我们觉得这事实在太好笑了，患者自己却非常享受这次短暂的旅行。

劝说躁狂症患者接受治疗，往往是件很困难的事。因为他们并不觉得自己有病。同时，这也涉及道德问题。我们是否应该治疗那些不是真正想接受治疗的患者？对于一些躁狂症患者来说，他们在恢复健康后，会将这一患病阶段作为他们生活中丰富多彩的一部分，保留在记忆中。但是绝大多数人所经历的短暂患病阶段，足以毁掉他们的一生。躁狂症患者发病时会挥霍度日。他们毫无节制地花钱，背叛各种关系，欺骗、蔑视朋友。当躁狂期过去，再次恢复正常时，他们经常会发现自己处于支离破碎的状态。因此，躁狂症患者往往也会出现抑郁症的倾向。这也可能是由某些具体、真实的原因导致的。

大家也许会对抑郁症患者表示同情，但对躁狂症患者的态度则完全不同。因为他们发病时并不显得可怜，相反，他们两极分化的极端躁狂表现让人觉得讨厌。躁狂症患者也无法唤起人们本能的帮助欲望。此外，抑郁症患者的主要受害者是自己，但躁狂症患者会给周围人带来一定伤害。

通常，在躁狂阶段过去后，患者非常清楚自己做了什么令人讨厌的事。因此，医生在这种情况下要治疗的是发病结束后大致恢复健康的患者。而实际上，在这个阶段过去后，患者通常会对医生表示感谢，也会感谢了解此发病过程的亲属。因为正是他们所做的一切努力，将一个不了解自身疾病的患者从最坏的情况中拯救了出来。

我曾经参加过一个令人印象深刻的讲座，主讲人在讲座上举了一个躁狂症患者的例子。这位患者搅乱了他所生活的小镇，给那里的人带去了很多麻烦。但人们并没有因此而对这位女患者实行任何干预措施，因为他们崇尚自由精神。后来有一天，女患者赤身裸体地穿梭于小镇街道。她的样子如此失控，但她本人丝毫不觉得尴尬。之后，人们决定违背她的意愿，将她送入精神病院。患者在精神病院也拒绝任何治疗，她大胆地与异性进行交往，完全没有任何距离感。这种放任自流的态度维持了几个星期，但最后，医生还是决定对她强制用药。

　　于是，患者的躁狂表现很快就消退了。但医生接下来要面对的事情仍然让他透不过气。恢复健康的患者开始指责医生的"自由派"做法。他们的这种等待和观望的放任态度使患者失去了尊严，患者的孩子们为此感到非常羞愧。患者自己也在回忆起躁狂症发病期所做的一切糗事后，感到惊恐不已。对患者实行强制入院，有时需要考验人性中勇敢的一面，这在对躁狂症患者的实际治疗中并不简单。如果患者的病症已经严重到危及自己或他人的地步，那么也可以违背其意愿将患者收治进医院。但躁狂症患者通常不会选择自杀式破坏行为，也不会伤害到他人。所以，这种强制入院措施往往达不到法律上对应的要求。

　　因此，躁狂症患者通常要靠劝说来接受治疗。令人吃惊的是，有经验的人一般都能成功劝说他们入院治疗。因为躁狂症患者通常也能感觉到自己哪里不对劲儿，怀疑健康出了问题。虽然他们拒绝承认自己生病了，但最后还是会愿意在医院接受治疗。有时，患者甚至会明确用话语表达这种双重态度。曾经有位躁狂症患者在就诊过程中经常冒出一些夸张的想法。他自认为是世界上最富有、最有权势的人。他会用平静的语气说："医生，这真的是个笑话。现在的我明明已经身家几十亿，却连一包烟都买不起！"

一对敌人——躁狂症患者和正常人

躁狂症患者的世界比普通的正常人显得更多姿多彩。当然，在某些时候，这种精彩程度可能会变成某种负担，对患者自身和其周围的人造成负面影响。所以，有必要对躁狂症进行治疗。但不可否认，躁狂症也有好的一面。一些艺术家和创造力丰富的人，当他们在躁狂症发病期时，往往也是创造力最高涨的时候。如果不对躁狂症进行治疗，这种病症平均会持续4个月左右。这也会给患者留下一些值得缅怀的记忆，患者痊愈后可能会回忆起那段充满起伏的欢快时光。

在躁狂症的急性发病期，医生主要给患者使用情绪镇静剂、锂元素等药物进行治疗。这些物质对预防双相情感障碍以及治疗阶段性的重度抑郁症也非常有效。在约70%的情况下，药物可以控制病情，使症状变得更温和，减少发病次数，缩短发病时间。这一发现是现代精神病学的一项重大成就，我们终于能够通过一些有效的手段来预防抑郁症的产生，这是医学界期待已久的事。

我记得有一个患者，她曾经历过严重的抑郁症阶段，后来在锂元素药物的帮助下顺利熬过了难关，但她的肾脏因此受到了一定损害。于是她的主治医生停用了这种含锂药物，但在那之后患者的病情又开始加重。所以，即便已经好转，患者坚持继续服用锂元素药剂。她完全了解这方面的风险，但为了不再经历可怕的抑郁症折磨，她愿意承担肾脏受损的风险。相反，也有这种情况发生：一些刚痊愈的躁狂症患者不再服用治疗药物，因为他们十分渴望在乏味的日常生活中，再次体验当初那种充满活力的感觉。

在躁狂症患者眼里，真正有问题的是那些正常人——他们总是遵循着一些没有多少意义的规则，而这些规则对躁狂症患者来说，如同大忌。但是，正常人还是试图通过各种教育方式来帮助躁狂症患者。这种努力虽然令人感动，但过于天真。躁狂症患者自然知道如何正确行事，无须学习，也很了解其中的规则，有时甚至太过于了解。但他们并不想乖乖遵守这些规定。当躁狂症患者全身心地沉浸在躁狂情绪中时，他不想被任何事或任何人所束缚，尤其不想被那些无聊的正常人所约束。所以，在对待患者时最好有一定的容忍度，在不超出最终底线的框架下，允许患者拥有一定的自由度。特别是如果双向情感障碍患者已经成功克服了抑郁阶段，那么他确实是发自内心地觉得心情大好。

当然，大多数内发性的重度抑郁症是单向的，如果能够控制得好，患者只会体验到抑郁情绪的发作。但也有一些有双相情感障碍的患者，除了抑郁，他们还会经历躁狂的发病时期，这类患者被归类为一级双向情感障碍。还有很少一部分患者是例外，他们仅仅经历躁狂期而没有抑郁期。另外，相对宽松的治疗风格，不仅有助于患者更好地接受治疗，也能促使他们以后更早地寻求相关治疗。最理想的情况是，患者可以摆脱那些"可怕"的正常人的唠叨，而正常人也能从闹腾的躁狂症患者那里得到些许安宁。

有时，常人对躁狂症患者如此无法容忍，对他们加以如此激烈的反应，也可能是因为，这些患者大胆完成了常人内心深处一直想做，但碍于现实没有办法去做的事。而躁狂症患者本来也对那些正常人没什么想法，因为他们坚信，精神病学家搞错了治疗对象。在世界上所有躁狂症患者眼里，唯一有问题的当然是那些所谓的"正常人"。

05

为何未来仍值得期待

——这个世界会好吗

　　从前的德国精神病学将除上述提到过的其余精神类异常，称为"精神的变异"。之所以这么定义，是因为考虑到患者在整个一生中经历的各种精神障碍以及因此而导致的奇怪个性行为等，人们不得不称之为"疾病"。而且，不光患者本身，他们周围的人和环境也因这种精神异常而受到负面影响。对于所有这些障碍，非常有必要进行心理治疗的介入。

　　从狭义上来看，患者一生中所积累的精神障碍，其治愈机会要比那种极端的人格障碍来得大。心理治疗在这里起到的作用往往是帮助患者更好地应对其自身因疾病而引发的特殊性，从而能更好地与自己和周围环境相处。虽然一直以来对精神障碍的表述多种多样，但我们不会迷失其中，因为这种障碍的最终影响是显而易见的。但在这里，我们也应该对所有要点有所提及。

创伤、恐惧与强迫——错乱的反应

任何人在其一生中都可能经历导致某些精神障碍的事情。有的人比较敏感，有的人则相反。但只要所经历事件导致的压力足够大，它几乎可以影响到任何人。最初，德国精神病学界对此持有不同看法。因为当时人们坚持认为，真正持久的精神疾病，其病因只能是大脑器官的损伤，或是由人体内部引起的，像是基因决定论这种观点。例如，人们认为，经历过集中营的折磨并幸存下来的精神病患者，会在精神上表现得非常脆弱。但即便没有集中营的这段经历，他们也同样会患病。这种象牙塔科学，只会纸上谈兵。事实上，这与集中营受害者的实际经验大相径庭。

这时候，精神病学家们也对他们自己那套僵化的医学系统提出了质疑。经历过重重阻力后，他们终于在这方面有了突破。于是，创伤后应激障碍（PTSD）这一概念诞生了，它被用来描述某些患者的精神障碍，这种疾病可能出现在一些重大震惊事件之后，比如，当事人经历了战争、酷刑、作为人质被劫持或其他恐怖活动后，处于完全无助和惊恐的状态。创伤后应激障碍所造成的持久影响，甚至可以在患者的大脑器官中得到明显体现。患者不受控制地反复回忆起经历的创伤事件，脑海中呈现的画面不停地攻击着他们，他们感到紧张和害怕，睡眠也会受到干扰，情感似乎被冻结。他们有时候对现实世界表现出扭曲而消极的认识，或者表现出荒谬的自我指责。

当然，创伤后应激障碍的病因不止一个，患者本人基本的心理状态也会造成一定影响。普遍的认识是，一些保护性因素可以防止这种精神障碍的产生，这些被称为"心理复原力"。各种各样的治疗措施都可为此类患者提供帮助。除了特殊的心理治疗和使用抗抑郁药的精神药物治疗，还有一种特殊的方法，叫作眼动脱敏再处理疗法（EMDR）。人们偶然间发现，患者的快速眼球运动尤其有助于改善这种精神障碍。这种方法表现为，训练有素的精神科医生在患者面前来回移动他的食指，患者的视线跟着医生的手指移动。

如果不对此加以解释，一般人从表面上看，肯定会觉得这是两个疯子间的游戏。请不要问我为什么这种方法的治疗效果这么好，你也无须询问其他人，因为原因还是未知的。但是，同所有其他医学种类一样，精神病学是一门实用的科学，医生对患者使用的每一种治疗方法都被证明是有效的，而眼动脱敏再处理疗法的有效性也已经在许多研究中得到了证明。

与此同时，这种精神障碍的倾向已经发展到了相反方向的极端。近来，人们几乎把创伤后应激障碍与所有人和事物相联系。要知道，并不是每一次车祸都会给人留下创伤，睡眠障碍和某些不愉快的记忆也并不一定代表精神疾病的迹象。同样地，这里真正有问题的也许是那些正常人。他们在日常生活中抱怨种种，于是又一次强行夺走了本该属于真正病患的治疗机会。

在人的一生中，创伤后应激障碍可能是一种针对压力事件的最极端的表现。但也有一些不是那么严重、比较温和的压力事件，当事人对其的应激反应也相对比较温和。例如，有一种暂时性的"急性应激障碍"表现，常见于突发的压力事件之后。这种"适应性障碍"持续的时间较长，尤其容易发生在当事人经历了巨大的空间或人际关系变化，以及严重的身体疾病之后。这不是一种内发性的抑郁表现，就像之前描述的抑郁症那样。对于这种应激障碍症状，外部环境作为触发因素的作用非常突出。就像所有轻度抑郁症一样，抗抑郁药对此几乎起不到任何效果。

精神分析为在日常生活中出现的精神障碍提供了"神经症"这一概念，以更好地对其作出解释。根据这一理论，之所以会出现这些精神障碍，究其原因，是基于患者幼年时期某些未解决的冲突。这里的神经症包括抑郁性神经症、焦虑性神经症、强迫性神经症等。针对这些因生活中的问题而导致的神经症，心理治疗可以起到决定性作用。

焦虑在几乎所有的精神障碍中都扮演着重要角色，但在这里必须对其作出严格区分。有一种焦虑关乎人们对生存的恐惧，这是每个人都具有的，包括对痛苦和死亡的恐惧及对生命有限性的恐惧。这种恐惧感完全正常，但要是有人在极度躁狂的状态下完全失去这种恐惧，那么他也会陷于一种异常危险的情况。这样的人很容易在情绪高涨时作出危险举动，比如，突然跑到汽车面前。因此，人们将正常健康的恐惧与病态的恐惧作出区分。

当人们被这种病态的恐惧所迷惑，越陷越深时，全身上下都充斥着怪异的恐惧感。最后要么发展成广泛性焦虑症，即因为某种普遍存在且令人痛苦的不确定性而焦虑；要么发展成针对某种特定情况和对象的焦虑症。这种对特定事物表现出的病态恐惧，被称为"恐惧症"。目前已知的有幽闭恐惧症、广场恐惧症（即害怕穿过大广场、接触大量人群）、长途旅行恐惧症（即害怕进行长途旅行，因为在紧急情况下无法获得家里的帮助）、社交恐惧症（即害怕与人直接接触）、电梯恐惧症、动物恐惧症、剪刀恐惧症等。

最近，人们发现分离焦虑症不仅发生在儿童时期，也可能会发生在成年时期。每一种恐惧症的产生都有其诱发事件，这并不罕见。焦虑障碍是最常见的心理障碍之一，但往往被人忽视，尽管有非常有效的治疗方案。除了抗抑郁药等药物治疗，行为治疗方法也被证明是成功有效的。例如，针对电梯恐惧症，治疗师可以与患者一起乘坐电梯，直到患者对电梯的恐惧感开始减退。

曾经有一位知名的演讲者，不得不在一个闷热的大堂里面给众多观众做演讲。他在台上面对着刺眼的灯光，完全看不清台下坐在黑暗中的观众。当他适应了这种黑暗的环境后，他惊讶地发现，竟然没有人在看他。每个观众都在向右或向左看，这让他更觉气愤。过了一会儿，他才想到，自己显然是被摄像机拍了下来，投放到左右两边的电视屏幕上。于是他挣扎着完成了演讲。

从那时起，他总是在演讲前感受到一种不安感。他必须事先对讲堂进行检查，确保室内的光线充足、通风良好，也必须确保自己的衣服不会太紧而令他透不过气。这些预防性质的行为加剧了他精神问题的严重性，直到有一天他不得不接受行为心理治疗。在那之后，他为了准备下一次的演讲，事先故意制造了一个极具压力的环境：他关闭讲堂的窗户，使室内变得黑暗，并穿上了很紧身的衣服。在演讲刚开始时，他表现得十分焦虑，但大约20分钟后，这种焦虑就消失了。他以完全放松的姿态结束了整场演讲。在随后几年的演讲中，他再也没有经历过类似的恐惧。

恐慌症的特点包括突然感到害怕和惊恐，即突发性的恐惧感。惊恐发作是一种基本表现，对患者来说，还不乏伴随着对死亡的恐惧。患者会经历血压升高、心跳加剧、出汗、颤抖和不安等恐惧表现。这种情况每次只持续约半小时。同样地，药物治疗，特别是认知行为治疗可以帮助患者缓解症状。

强迫症是一种奇特的疾病。我曾经治疗过一位乐于奉献的老教师，她富有同情心又非常聪明，全心全意为她的学生服务。但几十年来她一直遭受着强迫症的困扰。每当她离家出门时，她总是要反复检查门锁是否锁好。当她在路上行走时，不得不多次原路返回，因为她总觉得有受伤的人躺在路边的沟道里。她的这种强迫症还表现在一次又一次地在公寓里进行一些有强迫性质的日常整理，以至于消耗了她白天大部分的时间。她也意识到了这种强迫性举动是无意义的。自己又没什么财产，怎么会有小偷闯进来呢？要说没看见路边沟里的受伤者，这更加不可能。而且那些强迫性的整理活动并没有使家里变得更整洁，反而增加了混乱感，令人讨厌。

当患者经历某种妄想时，会坚定不移地相信自己的错误感受都是真实存在的。强迫症患者其实知道自己的这些强迫性行为或想法完全没有意义。可是如果不屈服于此，患者会产生一种难以忍受的恐惧。一些症状严重的强迫症患者，他们的生活都被这种病所支配。比如，有的患者会在家里进行长达数小时的清洁工作，结果将家中的东西都弄坏了。这样的患者当然无法再正常工作，并且整个家庭都会受此影响，被迫参与这种强迫性的日常工作，有时还会因此发生一些家庭争吵。

强迫症是很难治疗的，但药物治疗和行为治疗还是有一定帮助的。老教师在她的一生中接受过许多次的心理治疗，然而没有取得持久性的成功。只有在某类抗抑郁药的疗效下，她才能更好地继续生活。虽然她的强迫症并没有完全消失，但至少生活质量得到了明显提高。

美食——当人们脱离基本需求

适当的焦虑是健康的反应，不到强迫症地步的整洁倾向也可以接受，美食也对生命有益。但就像所有事物一样，适度的获取与过度的获取之间存在着差异。更确切地说，当某种行为达到了病态程度的过多或过少时，就会导致疾病。这方面最引人注意的疾病就是神经性厌食症。

神经性厌食症可以说是最致命的精神疾病之一。患病者中，5%～10% 的女性患者会面临死亡结局。这种疾病通常在年轻的女孩中比较常见。她们在青春期开始对自己逐渐显示的女性特征无所适从，继而发展出一些问题。她们会刻意控制饮食，吃得很少。有些女孩还会偷偷催吐或者服用泻药，并且试图通过大量运动来减轻体重。她们形成了一种奇怪的自我形象定位，总是不满意自己的外形，觉得自己太胖了，尽管她们看起来已经相当瘦。

在患者家庭中，所有家庭成员都表现出高度紧张的状态，几乎绝望的父母竭尽全力想要拯救自己的孩子。患者的表现已经趋于失控，一切办法似乎都无济于事，她们不得不在生死边缘徘徊。对神经性厌食症的治疗通常十分漫长，不过也有成功的可能，一部分患者会停止这种类似自杀的行为，恢复正常生活。

一项 2015 年的研究显示，在接受采访的女性厌食症患者中，1/3 的人表示《下一个顶级德国模特》这档选秀节目对她们的病症起到了决定性的助推作用。然而，德国广播公司竟然公开回应称肥胖才是更严重的问题。我随后公开表示，如果广播公司不为这一无耻的声明道歉，不从这项研究中吸取教训，那么这简直无异于一档"杀人"的节目，为了赚取利益而冷眼旁观那些年轻的厌食症女性被推向死亡。他们后来邀请我的女儿们参加选秀决赛，但遭到了拒绝。于是他们试图用一份终止声明让我闭嘴，但也没有成功。不管怎么说，将年轻女性绑架在这种病态的、几乎施虐般的所谓"美丽形象"上，绝对是灾难性的。

还有一种与厌食症相反的情况，即暴饮暴食症，对这类患者的帮助也主要来自心理治疗。当然，不是所有的超重和体重过轻都被认为是疾病。暴饮暴食症患者会经常感到很饿，需要不断进食，并伴随催吐。同时，他们会过度关注自己的体重。这种疾病也可以通过心理治疗来治愈。

还有一种疾病，俗称为"躯体形式障碍"。这种精神疾病表现为患者虽然并没有任何病理性的身体障碍，但过度地关注自己的身体状况。有一些疑似病症患者会表现出过度焦虑，担心自己得重病，觉得命不久矣。这种忧虑有时会伴随其终身。其实这样的患者通常会很长寿，因为他们非常注重调节自己的身体状况。还有一些躯体形式障碍患者，他们会特别担心自己的某些身体器官出问题。比如有的患者特别担心自己的心脏有毛病，可能在下一刻就停止跳动。这种对身体器官的持续焦虑还表现在对呼吸系统或消化系统的过度关注上。

此外比较特殊的是所谓的"畸形恐惧症"。患上此病的患者会坚定地认为自己的容貌十分丑陋，但他们明明看起来十分正常。这种对容貌的过度焦虑可能升级成为严重的病态妄想，给患者带来痛苦。更有一些无良的"美容外科医生"丝毫不顾患者的精神状态，无节制地给这类人做整容手术，最后导致某些患者的自杀。躯体形式障碍患者通常不会主动寻求心理医生的帮助，他们会花很长时间来回周旋在许多医生之间。这对患者和所有与之有牵连的人来说，都是一种负担。

化身博士 ①——精神病学戏剧

多重人格障碍以及由心理原因引起瘫痪和癫痫的患者会表现出某种"附身状态"，这就是所谓的"分离性精神障碍"。这一怪异症状总能引起公众的极大关注，也总被作为电影题材等加以运用，但它们在现实生活中却相对较少发生。有些人在经历了突然降临的不幸事件后，会表现出意识分裂的症状。他们会失去这部分糟糕的记忆，然后表现出某种精神上的障碍。这种意识上的分裂状态究竟有多深远，或者说，患者对这种分裂状态有多自知，我们并不总能很准确地加以断定。不管如何，最终这些或多或少无法避免的自发症状会大大降低患者的生活质量。好的治疗师的任务是为患者搭建心理桥梁，使他们摆脱这种病态行为，尽量回归到正常生活。

曾经有一次，我们的主任医师让我们去观察一位右臂瘫痪的患

---

① 《化身博士》（*Dr. Jekyll and Mr. Hyde*）为 19 世纪英国长篇小说，塑造了文学史上首位双重人格形象，后来成为"双重人格"的代称。另有同名音乐剧、电影。——编者注

者。这位患者的神经系统完全正常，没有任何缺陷。右臂的反射反应和左臂的反应一样活跃，触觉也没有什么异常。也就是说，实际上患者的神经和肌肉功能都完全正常。但患者向我强调他的"瘫痪"症状，还向我们加以展示。受这种"瘫痪"影响的，可能是那些不受共同神经支配的肌肉组织。患者所描述的瘫痪类似于医学门外汉所想象的手臂瘫痪。实际情况是，这位年轻人在工作中遇到了问题，这些问题引发了他的手臂瘫痪。后来，在暗示性的心理治疗下，患者终于能够再次缓慢地移动他的手臂。又过了一小时，这种惊吓状态总算是结束了。要是说这一切是一场患者精心计划的医疗秀，那也是有失公允的。但整个"瘫痪"事件确实也没有完全脱离患者的意识。这也是为什么我们能够通过暗示性谈话来达到治疗目的。

不是所有人都具备这样的反应能力。具备这种反应能力的人，在特别紧张的情况下会出现上述现象。有一些治疗学派试图理解这些精神障碍的象征意义。当人们选择不想看到任何东西时，就会出现由心理障碍引起的眼睛"失明"。当人们在日常生活中，因某些原因拒绝走路时，就会出现心理上的步态障碍，即使患者的双腿是完好的。当某些人不想或不能记起某件令他们有耻辱感的事时，就会出现心理上的记忆障碍。总之，在这些情况下，精神障碍被患者无意识地以象征的方式表现出来。

另外一种情况是所谓的"间歇性消失"。与上文中的"瘫痪"患者不同，此类患者会表现为突然消失。不仅如此，患者可能连续几天或几周都不知所踪，亲属也一概不知其行踪。然后患者会在消失一段时间后，发现自己在某个陌生的地方，甚至是离家几百公里之外的某处。患者完全不记得自己为何会流落至此，或者只是对此有很模糊的记忆。这样的案例在报纸上并不少见。就像心理学上的失忆症患者突然忘记了一切一样，患者甚至连自己的名字也会忘记。

除此之外，也有因心理疾病而诱发的癫痫发作。这往往比真正的癫痫发作显得更为严重。如果用摄像机记录下这种发作过程，可以在慢动作中看到，患者在倒下之前是如何迅速支撑自己以避免受伤的。对于此类患者，我们也不能简单地将其行为看作一种故意欺骗。因为就像所有患有分离性障碍的人群一样，这类患者作出的反应也与深思熟虑后的决定沾不上边。其中特别奇特的一类是"刚塞综合征"（Ganser Syndrome），患者会有发疯一般的表现，会以一种特别疯癫的方式回答所有的提问。

最令人关注的精神诊断结果可能是"多重人格"，或者它的另一种不那么奇怪的科学定义，即"分离性身份识别障碍"。拥有多重人格的患者会表现出两种以上的人格特征，各人格之间相互不"了解"，它们往往有自己的声音和独自的记忆。简而言之，这几种人格都有一个单独的身份。因此，患者很容易引起许多关注，并令心理治疗师着迷，以至于会出现相当复杂的局面。但患者自己也很难从这种戏剧性的病症中走出来。

在所有这些障碍面前，患者对自身自由的支配显得十分紧迫。治疗师经常对这种疾病的阶段性效果感到不满意，但最终往往又意识到患者自己也无能为力，而且患者也受到多重人格的严重影响。这样想来，治疗师就能把握好心中的天平，感到平衡。我们应该避免过分关注患者的症状，同时集中精力寻找更有用的应对策略，以及更适用于这种病症的表达方式。要是能做到这些，肯定会有益于取得更好的治疗效果。

极端的人类和最后的人类——正常人如何发明了幸福

多重人格现象不乏发生在比较外向的人身上。他们倾向于把内在的自我展露出来，人们曾经将此种特征叫作"歇斯底里"。但这个词其实是由当时比较特殊的治疗流派——精神分析学派所创造的。后来，"歇斯底里"已经沦为贬义词，所以现在人们用"histrionisch"（滑稽的、哗众取宠的、具有表演型人格的）这个词来指代此类人格障碍，其含义大致相同。于是我们再次看到了精神病学的苦楚。正常人一次又一次地滥用精神诊断用语，它们本该用来帮助解释患者的病症，现在却成了一种歧视话语。

同样的情况也适用于"心理变态"这个词。最初，这个词指的是由于患者的人格特征而对自身及他人造成负面影响。受此病症影响的很可能是我们同时代的人，他们遭受着来自各方面的巨大压力，通常只在比较严重的危急情况下才会出现此类现象。曾经有位著名的德国精神病学家在谈到精神病患者时说："在他们冷静下来的时候，我们负责评估他们，在他们精神病发作时，就轮到他们俯瞰我们了（我们几乎受他们支配）。"

而在那时，情况确实如此。因为那时传统的精神病理学理论，只描述了患者的性格异常，并没有提出任何实际的治疗方案。实际上，就算是那些令人上火和厌恶的恼人鬼，他们虽然精神失常，看起来很奇怪，但只要了解到他们是如何变成这种样子的，人们就会有不同的看法。要知道，他们引起的反感和不适不仅我们能感受到，而且在他们所有的交往中都存在，他们的同伴也会不断提醒他们这一点。可以想象，这样的生活一定非常辛苦，因此我们会突然间理解这些精神病患者，甚至为他们感到难过。其实，"心理变态"是一个能表达同情心的词，它凸显了这些有时令人头痛的患者的苦难。

每个人都有自己的特殊性，这其实是一件好事。人们不应因此就歧视有特殊行为的人，认为他们有病或哪里有问题。只有当这种特殊的异常行为达到某种极端的程度，以至于令自己或周边的环境因其而受到极大的负面影响时，才有必要对个体进行精神诊断。精神疾病患者是所有患精神障碍的人群中与常人最相似的，这也许就是为什么他们尤其会被正常人憎恶。精神疾病患者以其突出的、截然不同的特殊性扰乱了正常人的无聊生活，正常人在他们面前显得尤其具有攻击性。因此，常人总带着唾弃的意味来使用"精神病"这个词。他们把一些治疗措施变成某种攻击性武器，并试图用"精神病"这个词来伤害对方。终于有一天,这个词不再能满足其实际用途。

所以,今天我们更愿意用"人格障碍"来代替这个词,只可惜这个词听起来太过于技术化。人格障碍基本上是指从童年或青少年时期就存在的、相对极端的人格特征。这种极端性的人格特征是患者痛苦的来源。对于患者自身和周围的人来说,这是一件很麻烦的事。这种极端人格根植于人们错综复杂的基因结构中,当然也就无法从根本上进行改变。然而,令人惊讶的是,最近的研究表明,人格障碍可以随着年岁的增长而逐渐自行消失。当然,人们仍然能从患者身上找到病症的影子,但这种异常表现已经淡化到了几乎可以忽略不计的程度,也就不能再将他们看作精神病患者了。

过去,人们对"精神病态"的诊断相当随意,主要也是因为无能为力。而最近,人们一直在努力寻找有效的方法来治疗人格障碍。为了能够更有针对性地治疗此类疾病,精神病学家们试图对它们进行新的分类,但目前为止只取得了一小部分的成功。试想,要将不同作者的小说中的行为异常、性格怪异的主人公,在精神病学上进行分类,这将是一件多么难的事。无论如何,今天的心理治疗可以或多或少地帮助人们更好地处理这种极端的人格特征,或许也可以为患者开辟出新的生活领域,使他们在其中相对愉快地展现自己的人格特征而不至于引起不适,甚至也能够较好地处理可能出现的危机情况。如此,这些患者也就能脱离诊断,不再被看作精神病患了。

那些具有歇斯底里、自负又爱表现的外向型人格的人，他们有着时而富有创造性、时而混乱不堪的性格。这类人绝对不适合在档案馆工作，他们会把馆长给逼疯。相反的情况是，如果这类人登上舞台，那么他们很有可能会受到观众的欢迎，并取得巨大的成功。因此，针对不同的工作场合来给他们提供合适的咨询，这也许是比较好的治疗方法。如果一个有强迫症或者厌世情结的人，同时又十分讲究秩序、注重条理，那么他很可能是档案馆或会计工作的不二人选。但是同样的人，要是以这种方式登上舞台，将过分保守、无聊又干巴巴的表演呈现给观众，那么导演肯定会罢工，观众也会扫兴地离开。

此外，还有焦虑—回避型人格障碍，这可以说是"胆小鬼"的最极端的表现形式。还有依赖型人格障碍，比如永远都长不大的、需要依赖在母亲身边的"巨婴症"。还有总是质疑一切的偏执型人格障碍，以及精神分裂型人格障碍，虽然它本身与精神分裂症完全没有关系，患者只是喜欢独来独往，看上去很孤僻而已。

最后，还有反社会人格障碍，患者经常因其鲁莽的反社会行为而被送上法庭、接受审判，这种人格障碍被视为没有任何治疗的希望。这里所提到的人格障碍，主要的分类根据是世界卫生组织目前推行的比较有效的分类标准，即《精神疾病诊断与统计手册》。这其中没有包含冲动型人格障碍和边缘型人格障碍。冲动型人格障碍表现为情绪十分不稳定，它被用来描述以前"易怒的精神病人"所患的精神障碍。

这些年来，似乎每个人都在谈论边缘型人格障碍。长期以来，人们认为患有这种人格障碍的人游离于神经症与精神病的边界。这也解释了为什么他们被称为"边缘人"。今天我们知道，边缘型人格障碍患者与精神病完全不相关。他们从未完全失去自我，仍保有一定的精神稳定性，因此他们不能被当作真正意义上的精神病患者。

然而，他们的这种"自我"又是极度缺乏安全感的。边缘型人格障碍患者常常会经历深刻但极其易变的人际关系，这也成了他们痛苦的来源。他们受制于自己易变的情绪，经常在情绪极度高涨和极度低落之间徘徊，总是处于一种强烈的紧张状态，并且会用自我伤害来对抗这种紧张情绪。有时他们的自尊心会被摧毁，跌落到谷底，还会反复有自杀的冲动。甚至当他们已无法感觉到自己的存在时，为了至少在某种程度上感觉到自己还活着，并释放那难以忍受的紧张感，他们会选择自残，比如用刀割自己的皮肤。

与边缘型人格障碍患者打交道有时会很累，但有时也会觉得很充实。几乎没有人会怀有像他们那样的强度来彻底而深刻地探索生活。然而，不是每个人都能较好地应对这种极端的情绪波动和人际关系的突变。同时，这也会造成精神病院内的混乱现象。

例如，医院里的一个没什么经验的年轻护士，私下里对患者说，可以完全向她敞开心扉，她非常能理解患者所遭受的苦痛，愿意做一个倾听者。并且，她能给患者提供很好的建议来帮助他们，而医院里的其他护士就做不到像她那么好了。新护士自认为能力出众，一直觉得自己很优秀，只是没有人真正赏识而已，她觉得同事们并不如自己优秀。于是，新护士认为有必要给同事们进行一些指导，让他们知道如何更好地和患者打交道以及处理病情。同事们为此感到恼火，而新护士却兴高采烈地下班回家。同事们当然不会因此而感谢她，甚至还会心生厌烦，因为他们当然知道自己该做什么，新护士不应该强行干涉。

于是，第二天，当新护士再次见到患者时，得到的是冷淡的拒绝。她不明所以。这时，患者突然开口："我从来没见过像你这样的人。我把心里话悄悄告诉你，而你却拿它当作谈资和你的同事大聊特聊。你根本不在意我的感受，把我一个人晾在这里。我再也不会和你吐露心声了！"这种大起大落的情绪波动是常见的边缘型人格障碍表现。患者明明昨天还高兴得不得了，今天突然就转变成如此低落的心情。要知道，患者自身也因此承受着巨大的压力，他们周围的人也会受此牵连。这种经历证实了早先的普遍看法，即这类患者有很强的操纵欲。然而，在现实中，他们无法正确理解一些社会角色，也因此引起了很多问题。他们经常误判由自己的行为导致的后果，所以，他们实际上称不上真正的操纵者。

美国人玛莎·莱恩汉（Marsha Linehan）为边缘型人格障碍制

订了最公认的治疗方案。它有一个复杂的名称，即辩证行为疗法（dialectical behavior therapy，DBT）。这种行为治疗方案试图教导患者如何更好地处理他们的激烈情绪，从而在与自己和他人的日常相处中获得更多安全感。然而，治疗过程总是漫长且困难的。但也有证据表明，这种始于青春期的疾病，随着岁月的流逝，即使不进行治疗，在许多情况下也会自行治愈。尽管最近的研究表明，男性和女性都受到边缘型人格障碍的威胁，但我们在治疗中看到的主要是女性患者。

近年来，这一疾病似乎呈现很强的增长趋势。我记得在我担任住院医生之初，每年可能也就遇到两个这样的患者。而现在，我有时一周就能看到两个边缘型人格障碍患者。为什么这种独特的病症会有如此强的增长趋势？原因目前尚不清楚。当然，也有一些与之相关的不同理论来进行解释。例如，精神分析学派将边缘型人格障碍看作所谓的"儿童早期障碍"之一。这种障碍在儿童发展的最早阶段被触发。因为儿童没有感受到自己作为一个整体被接受，所以他们对自身的存在有一种不安全感，而这种不安全感又被呈现在边缘型人格障碍中。

顺便说一下，根据精神分析理论，之前提到过的病态自恋狂也属于儿童早期障碍的一种。一些自恋狂没有感觉到自己的完整内核被人接受。他们很容易得罪人，只关注自己的需求。他们一生都在如上瘾一般地寻找来自外界的爱和关注。在这点上，他们强加给自己的远远不够。许多公众人物在耀眼的聚光灯下贪婪地渴望着来自观众的掌声，他们脸上的笑容僵硬，几乎已凝固成面具，他们中的很多人都患有这种病态的自恋。然而，在名人圈里，这种隐秘的苦恼几乎被认为是正常的。

最近人们认识到，儿童时期的注意缺陷多动障碍（ADHD）并不一定只出现在儿童时期。而且，一些刺激性药物可以让患者平静下来，更加专注。这虽然听上去有点奇怪，但非常有帮助。

在本章的最后，需要再次提醒的是，所有人都该被视为健康的，包括你我。不是每个有点情绪波动和冲动的人都有边缘型人格障碍，不是每个在舞台上尽情释放自我的人都有歇斯底里症或精神分裂症，也不是每个费尽心思精心整理档案的人都是令人受不了的强迫症患者。我们也知道，在这些千奇百怪、多姿多彩的人格特征中，有一些被夸大的成分。这种夸大甚至尖锐到令人心痛的地步，当事人和其周遭环境也因此会受到巨大伤害。只有当真正的病痛产生时，患者才需要接受治疗，并必须对病症进行诊断。但是，任何非必要的诊断，以及想借助诊断结果将所有不正常的、特殊的、显眼的人囚禁于"正常"社会模子中的人，最终都会如下文中尼采所写的那样，把人类引向愤世嫉俗的结局。

尼采写道："于是世界变得如此之小，只剩下最后一个人。他使万物变小，他充满智慧，知道世界上发生的所有事。他可以无止境地嘲笑任何事。他白天黑夜都活在自己的小欲望中。他仍然十分看重健康。最后，他可以调皮地眨着眼说：'我们创造了幸福。'"

这些大量存在的所谓的"正常人"，对那些温和善良的异类人群宣告最终的胜利。这将会是多么沉闷和乏味的胜利。这种打着"正常"旗帜的思维和行动，将独一无二的人类赶入灰色平庸的日常中。这无疑是一种衰落的体现。而且目前看来，这种危险不容小觑。

第4章

故事的结尾

读到这里，我们即将穿越这片充满无限可能的土地，到达这趟探险的终点。这片土地上充满了许多善良又怪异的、富有想象力的独特人物，他们经历着丰富多彩的人生，最后可能因精神疾病困于精神病院中。昨天的你我很可能与这些人在公共汽车或火车上相对而坐，但并没有对彼此多加注意。在绝大多数情况下，他们只在生命中很短的一段时间里受精神疾病困扰。

这里虽然用"他们"指代患病人群，但实际上，基本上我们所有人都可能经历这样的患病过程。精神障碍可能发生在我们中的任何一个人身上，不管是在生命的开始、高潮或是在生命的末端。所以，是时候抛弃偏见，以尊重和开放的心态来看待那些精神障碍患者了。他们或暂时或终生生活在我们所谓的"正常生活"的边缘，有时可能远远超出正常的范围。

精神分析学说认为，如果人们把自己的生活经历或多样的心理存在与自我整体割裂开来，将其作为某一部分剥离出来，就好像这些经历和存在完全来自外界，不属于自己，那么，人们的精神会受到严重干扰。同样地，这种割裂感对人类社会来说也十分糟糕。人们将精神障碍患者驱逐于正常社会，这充其量只能让他们在同类型的封闭空间内得到专业照顾，人们再靠此换取金钱利益，并为自己树立一种可怕、僵硬、容不得异类的"正常"的自我形象。

但到头来，这毕竟只是一个幌子。这样一个缺乏安全感的社会，无法给生活其中的人们提供一个自主独立和安宁的社会环境。每一次对这种虚幻的安宁表象的挑战，都潜藏着攻击性的威胁，令人担忧。它由此慢慢走向专制和独裁，用简单的口号来掩盖这种不安全感，无情地打击一切异类。20世纪初，一位精神病学家说过一句名言：正常意味着轻微的愚笨。这实际上只是针对人类智力水平而提出的观点，但在今天却充满了讽刺色彩。

无论如何，这种打着"常态"幌子的想法已经永远储存在人类的记忆之中。今天，我们是否又走到了这一步？哲学家们已开始抱怨，现在已经不可能像60年前那样畅所欲言了。不管是那些说了不该说的话的人，还是没有发表该说的言论的人，都受到了来自公众的无情攻击。

但这恰恰是精神障碍患者会作出的行为。他们不允许自己被统一化，任由疯狂的想法驰骋。他们喜欢打破僵化的惯例，正是通过这种方式，他们给我们提供了一种特殊的帮助，为这冰冷僵化的社会提供了人文价值。他们不但赋予当代社会单一方面的人文表象，而且提供了许多不同方面的人文呈现。

精神障碍患者不仅仅是普通人，他们也是非同寻常的，他们对人性的了解没有局限。他们只是不像我们一般平凡而庸常，他们同样熟悉人间社会的一切。一旦人们抛弃偏见，打破这将正常人与其他人区别开来的无形壁垒，就会看到他们生活的世界那可爱又多彩的一面。这世界虽然看上去比我们那粉饰过的单调的常态社会更混乱、更不堪，但同时也更富有想象力和生机，也没有那么愤世嫉俗。

有一些雄心勃勃的成就者，他们有着很强的虚荣心。这样的人在成为痴呆症患者后，第一次在他们的成年生活中需要别人的帮助。但同时，他们也第一次展现自己真诚和感人的一面。有一些成瘾症患者，他们穷极一生不知疲倦地寻找一个真正懂得自己的人，这个人不会因为成瘾症而对他们施加羞辱、鄙视甚至伤害。这些患者都极其渴望脱离这个对他们的敏感面如此无情的世界。

有一些精神分裂症患者，他们其实很聪明，他们的生活由许多个奇妙的世界组成。他们会礼貌地拒绝来自同伴的任何统一化的干涉行为，同时他们也不会将秘密强加给任何人。他们比一般人的脸皮更薄，但也因此对一些对我们来说无足轻重的事情更敏感。

有一些抑郁症患者会作出令人震惊的行为，他们对存在的虚无表现出巨大的焦虑，他们的生活似乎永远围绕着人类存在的根本问题展开。他们无法将目光从这些问题上转移开，也无法从某种无望的内疚感和面临的生存危机中转移出来，他们一直活在深深的恐惧中。但与此同时，一个处于深渊边缘的社会正在这些人的面前翩翩起舞。这个社会对真正重要的问题视而不见，而且滑稽地认为这种视而不见是正常的。

还有一些躁狂症患者，他们以其充盈的活力将狂热发散在这个冷若冰霜、毫无生命感的正常社会中。尽管这些人有各种各样的疯狂想法，但他们会不加掩饰地说出事实真相，就像孩子们有时会做的那样。就这样，他们在不经意间揭露了"正常人"的虚伪行为。

他们之中有一些人受到生活创伤，被迫脱离正轨，仍然在寻找真正属于自己的道路。虽然被残酷的生活打得遍体鳞伤，他们仍不放弃。他们往往需要经历一段痛苦的时光，才能变得更成熟，走向更深的宁静之地。

最后，还有那些反复给自己和他人造成持久焦虑的令人头疼的人，他们虽然称不上是正常人，但实际上也没有什么毛病。所有这些精神障碍患者为这荡漾的生命涂抹上了绚丽的色彩。他们中有些人激昂易怒，有些人夸张外放，又有些人表现得呆板生硬。偶尔，他们也会作出伤害人的行为。我们很难在生活中完全屏蔽他们。我们是否可以期待出现一个众人欢乐的场景？在那里，所有的精神分裂症患者、躁狂症患者和其他精神疾病患者都能相处融洽，没有人会因此而受苦。最重要的是，没有精神病学家会将他们的异常行为归纳进平淡无聊的诊断结果。

然而，在我们今天的地球上，我们似乎比以往任何时候都更偏离这样一个多彩斑斓的世界。我们被那些所谓的"正常人"驯服，过着千篇一律的生活。世界各地的酒店看起来都一个样，人们穿戴的领带、西装，甚至连礼仪都变得如出一辙。人们只能在博物馆中找到具有异国情调的奇珍异宝。而一切令人不快的人或事，都要用"心理学"的幌子来加以解释，甚至用精神病学来将一些异类剔除于正常社会中。正是那些所谓的"正常人"将精神病患者从社会中隔离，但同时又不假思索地将有效的治疗形式妖魔化。

正常人编织出了一个巨大的幻觉——正常人会永久地存在下去，而那些异类只会短暂地存在于这个世界。所有人都生活在这种幻觉中。然而，这很可能是完全相反的情况。因为所谓的"正常"只是现实世界的背景，所以基本上，不存在一个标准的"正常"，因为它缺乏实质内容。只有在人生的不可重复性面前，对永恒生存的问题的探讨才有意义。而那些观察更细微的人，则可以认识到每个人的特殊性。然后，在某个明亮的时刻，在所有正常人的乖巧面纱后面，透露出被遗忘已久的鲜活本真色彩。当人们被记住的那一刻，这些独特的性格色彩也会一同被铭记。

当然，很多时候标准化社会的那一层面纱是如此之厚，以至于人们再也无法辨别任何隐藏其后的多样颜色。只有通过那些不平凡的异类的提醒，我们才能看到社会背后的真实世界。所以，"正常"的反义词并不是"有病"，而应该是"不同寻常"。在这些非同寻常的人中，有些人身患可以被治愈的精神疾病，有些人则是患有永久性疾病，需要外界的帮助。但仍要指出，他们可以说是正常社会的多类型叛逆者。

中世纪和近代早期对这类人进行了颂扬。当阅读有关"中世纪晚期"的生动生活描写、欣赏维克多·雨果（Victor Hugo）的人性之剧《巴黎圣母院》（*Glöckner von Notre Dame*）和朱塞佩·威尔第（Giuseppe Verdi）的悲剧性滑稽剧《里戈莱托》（*Rigoletto*）时，人们都会为不能亲身体验那些时代和那些人所经历的令人难以置信的强烈情感而感到短暂的遗憾。这并不意味着忽视笼罩在这些时代之上的强烈对比和深沉的阴影，但从那些时代中，我们仍然可以感知到懂得庆祝的人们如何欢度每一个节日。那些时代充斥着不确定性，人们永远无法确定死神会不会在下一刻降临，无论其形式如何。

那是还没有"闲聊"的时代，没有那些标准化的、不可避免的礼节。而如今，几乎从摇篮到坟墓的每一个场合，我们都会被告知要遵循某种礼仪。那也是没有充斥着空洞辞藻的演讲的时代。当然，每个时代都有罪人。但在那些时代，人们所犯的罪是极具个性的，而不像现如今一样千篇一律。所以从某种程度上说，伟大的罪人也是伟大的激励者，不管激励的是好事还是坏事。

生活在那些时代的人们，无须去寻找非凡之人。但即使在今天，那些非同寻常的、拥有某种特质的人也存在于我们周围。他们给我们的生活带来了别样的刺激感，使生活变得更有意义。

那么，我们是否真的搞错了治疗对象呢？对这个问题的回答，可以是"是"，也可以是"不是"。幸运的是，在今天，社会为精神病患者提供了很多好的治疗方法，供他们选择。这当然是一件好事。但是，如果我们所说的"治疗"不只是指医疗治疗，那么确实应该给很多正常人提供比少数精神疾病患者更多的关注和支持。人们不应该被动地接受一切。通过讽刺，我们可以成功地制止那些疯狂而愚蠢的正常人。也许到那时，普通的疯狂和普通的愚蠢行为会减少一些，而那些非同寻常之人的多样性会再次给世界带来更多的色彩和生活的乐趣。

　　亲爱的读者，读到这里，现在你可能会问自己：我到底属于正常人还是特殊人群？就由我来帮助你解答这个问题。我有时会在医院里和患者说："在这里，由我来决定谁是正常人！"当然，前提是大家都有一定的幽默感。那么，我在此郑重声明，亲爱的读者，我并不认为你是正常人。相反地，我坚信，你一定属于特殊人群。因为在今天，任何一位买书的人已经属于少数，而且这书买来不是送人，而是自己看，真的可以说是很"不正常"了。所以，可以肯定的是，既然你已经读到这里，别担心，你肯定不是正常人。换句话说，如果我们社会的问题真的在于那些正常人。那么，亲爱的读者，因为你们的存在，人类的问题还是有解决的希望的。

再次获得积极生活的力量

本书旨在介绍精神病学和心理治疗的要点。这是个相对有难度的项目，因为正如有人声称"有多少种心理治疗方法就有多少位心理治疗师"，对于"精神病学领域的本质到底是什么"这一问题，也有很多人持不同的观点。我坚持自己的主观选择，这与我从事这个领域多年来所遇到的很多突发情况有很大关系。本书中对心理治疗方法的概述可能显得特别主观，因为这些都出自我的生活故事和经验。尽管如此，我还是试图以这样一种方式来介绍整个精神病学和心理治疗领域，介绍其中最常见和最重要的一些疾病。

书中没有提及儿童和青少年精神病学的相关内容，因为它现在是一门独立的学科，而我缺乏这方面的经验。另外，这本书也没有对智力障碍人士和智力下降领域展开探讨。当然，智力障碍人士也可能成为精神病患者，并且会受智力障碍的影响而表现出另一种样貌，但发育迟缓本身并不属于精神病学的相关课题。长期以来，这两个领域在"疯人院"中被混为一谈，没有被加以区分，这给精神病学的外界形象造成了持久的负面影响。

另外，在这里我需要向心理学家道歉。为了简化表达，我总是用"精神科医生"这个词统称相关从业者。然而在很多问题上，如果心理学家接受过额外的心理治疗培训，他们几乎和精神科医生一样有能力，并且在某些方面甚至比后者更优秀。心理治疗师只是无法给患者进行身体检查，他们也不被允许为患者开药。

在书中，我所选择的分类法大致上基于《国际疾病分类（第10版）》，这一科学分类对完成本书有极大的帮助。同时，本书也参考了旧时德国精神病学的"三元系统"，以在一定程度上帮助人们理解。因为对精神疾病的理解，尤其对精神疾病患者的理解，仅仅靠对他们进行描述是不够的。我曾试图通过融入许多患者的故事来将精神病诊断的骨架变得有血有肉。为了保证匿名效果，我对故事内容稍作改变，排除了一切被识别的可能。

实际上，我应该向所有正常人道歉，他们肯定经常受到过于猛烈和不公平的攻击。不过，我们只能向真正存在的人道歉，而像之前提到的，所有读这本书的读者都不是正常人，同时我也不认识任何一个在通过仔细观察后，可以被称为"正常人"的人，所以我缺少一个真正受委屈的道歉对象。因为事实上，没有一个人是正常的。"正常"不是永恒的状态，它只是一种暂时性行为。它可能发生在任何人身上，包括你和我。

本书想指出这种"正常"的危险性，当然也不试图掩盖它的好处。因为在现在的生活中，我们通常需要事物保持"正常"的状态。只有这样，我们才有精力和闲暇来欣赏一些不寻常的东西，并避免自己变得平庸。此外，作为一名心理医生，我认为需要更多地将患者热爱生活的一面激发出来，而不仅仅是罗列一些病症及其治疗难度。精神疾病患者自身自然会受这些病症的折磨，与此同时，他们周围的人也会跟着受苦。

如果有人在读完这本书后，认为书中所写的一切"并非那么简单"，而"必须以更具分辨性、更详细的"写作方式来介绍这些精神疾病，那么我想在此声明，对此我深表同意。然而，我想指出，可以将"必须"这个词替换为"可以"，这样显得不那么绝对，毕竟市面上已经有足够多的综合性精神病学著作，可供大家参考。

目前最著名的精神学科教科书的重量，可不是一般人可以承受的。要是不小心让书从高处落下，砸到脚背，恐怕会导致骨折。如果从这点来看，本人所写的这本书的重量是远远不及的。因此读者们可以放心阅读，它不会对你们造成任何身体伤害。眼前的这本书更像是一颗小巧的巧克力，而不是一个大蛋糕。你可以将它当作一道开胃菜来享受，但不能指望靠它果腹。本书是为那些非科班出身、想了解精神病学和心理治疗的大千世界的人写的，连肉店老板看完本书后都表示不存在理解问题。因此，我对本书内容的可理解性十分放心。

如果读者们想获取更详细的信息，当然可以参考大量的专业文献，还有为病人及其亲属专门撰写的关于个别精神疾病的优秀指南。此外，还有一些由病友和亲属发起的自救组织，这些组织很好地给受疾病影响的人提供了帮助，组织者往往比许多专业人员更了解应该如何解决患者的问题。作为专业人士，尤其是在精神病学和心理治疗领域，我们有时必须公开面对一些批评性的质疑并给出相应的论据。

例如，患者初次面对治疗师时会首先询问治疗师的资历和教育背景，询问治疗师打算用什么方式进行心理治疗，以及这种治疗方式可能带来的效果和副作用。毕竟，现代精神病学和心理治疗不像以前的精神科医生笑话那样运作。就好像一个路人问精神科医生："火车站在哪里？"医生回答说："我也不知道，但我们谈论这个问题是很好的。"

但最重要的其实还是我们不应该一直太过于为自己的心理健康焦虑。另外，也不要和心理医生走得太近，而应该在某个时间点彻底忘记有心理医生这回事。以解决问题为目标的心理治疗方案，同时也意味着患者有一天可以完全脱离医生的帮助，而心理医生所做的不过是巧妙地让患者再次获得积极生活的力量。重获新生后的患者可以靠自己解决精神上的问题，从而也就不再需要维持和心理医生间的治疗关系了。

如果一位精神科医生期望收到来自患者的感谢信，这可能表明他对自己的使命尚未完全理解透彻。要是他真的收到了这样的感谢信，也不必感到难过。毕竟，精神病学和心理治疗只能为患者提供有用的方法以缓解或消除一些暂时性的精神障碍。这是一种非常有限的服务，心理学无法给人们提供直达幸福生活的途径。

就像奥多·马奎德（Odo Marquard）说的那样：“人生本无意义，靠的是人们持续赋予其意义。”如果所有人都不断接收到来自心理咨询书籍的信息轰炸，那么潜在危险就像阿道司·赫胥黎（Aldous Huxley）对整个医学界发出的警告性预言那样：“医学的进步已经达到如此地步，几乎没有人敢说自己是健康的了。”

内 容 提 要

你是否曾怀疑，所谓的"情绪稳定"是个伪命题？你或许会发现，"偶尔疯一下"是我们应对生活的独特保护色。德国畅销书作家、著名精神病学家、心理治疗师曼弗雷德·卢茨博士用风趣的语言和犀利的洞察力，为我们揭示了每个人心底那一丝"疯狂"的真相。在这本书中，你将会发现：其实我们每个人都有点儿怪，谁又能说自己是绝对的正常人呢？不需要任何心理学基础，你就能轻松了解"疯狂"背后的心理学与故事，在会心一笑的同时，重新审视自我和周围的世界。

图书在版编目（CIP）数据

新疯狂时代：如何做一个正常人 /（德）曼弗雷德·卢茨著；杨梓芩译 .-- 北京：中国纺织出版社有限公司，2024.10

ISBN 978-7-5180-0549-9

Ⅰ.①新⋯　Ⅱ.①曼⋯　②杨⋯　Ⅲ.①精神疗法　Ⅳ.①R749.055

中国国家版本馆CIP 数据核字（2023）第176419 号

责任编辑：朱安润　关雪菁　　责任校对：王花妮
责任印制：王艳丽

中国纺织出版社有限公司出版发行
地址：北京市朝阳区百子湾东里 A407 号楼　邮政编码：100124
销售电话：010—67004422　传真：010—87155801
http://www.c-textilep.com
中国纺织出版社天猫旗舰店
官方微博 http://weibo.com/2119887771
北京华联印刷有限公司印刷　各地新华书店经销
2024 年 10 月第 1 版第 1 次印刷
开本：880×1230　1/32　印张：7
字数：127 千字　定价：68.00 元